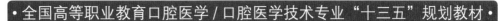

U0265547

口腔固定修复工艺技术

（供口腔医学、口腔医学技术专业使用）

主　编　杜英慧

副主编　王　骅　颜成东

编　委　（以姓氏笔画为序）

　　　　　万　兵（漯河医学高等专科学校）

　　　　　王　骅（安徽中医药高等专科学校附属口腔医院）

　　　　　江俊敏（辽宁医药职业学院）

　　　　　许立侠（山东医学高等专科学校）

　　　　　苏晓亚（安阳职业技术学院）

　　　　　杜英慧（辽宁医药职业学院）

　　　　　李欣欣（长沙卫生职业学院）

　　　　　徐　曼（北京卫生职业学院）

　　　　　曹　佳（北京大学口腔医院第二门诊部）

　　　　　颜成东（江苏医药职业学院）

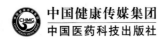
中国健康传媒集团
中国医药科技出版社

内 容 提 要

　　本教材为"全国高等职业教育口腔医学/口腔医学技术专业'十三五'规划教材"之一，内容包括口腔固定修复体的设计和制作工艺技术，在重点阐述模型代型技术、熔模技术、包埋铸造技术、瓷修复技术、磨光抛光技术等基本理论、基本知识和基本技能的前提下，结合口腔固定修复的发展趋势，增加了种植固定修复、计算机辅助设计与制作技术和3D打印技术在口腔固定修复体制作中的应用、常见问题及处理等内容。注重理论联系实际，内容由浅入深、循序渐进、图文并茂，可读性强。本教材为书网融合教材，即纸质教材有机融合电子教材、教学配套资源（PPT、微课、视频等）、题库系统、数字化教学服务（在线教学、在线作业、在线考试）。

　　本教材供高职院校口腔医学、口腔医学技术专业师生使用。

图书在版编目（CIP）数据

　　口腔固定修复工艺技术 / 杜英慧主编 .—北京 : 中国医药科技出版社，2019.12（2024.7 重印）

　　全国高等职业教育口腔医学 / 口腔医学技术专业"十三五"规划教材

　　ISBN 978-7-5214-1444-8

　　Ⅰ.①口… Ⅱ.①杜… Ⅲ.①口腔科学—矫形外科学—高等职业教育—教材 Ⅳ.① R783

　　中国版本图书馆 CIP 数据核字（2019）第 266853 号

美术编辑　陈君杞
版式设计　古今方圆

出版　**中国健康传媒集团** | 中国医药科技出版社
地址　北京市海淀区文慧园北路甲 22 号
邮编　100082
电话　发行：010-62227427　邮购：010-62236938
网址　www.cmstp.com
规格　889×1194 mm $\frac{1}{16}$
印张　13 $\frac{3}{4}$
字数　348 千字
版次　2019 年 12 月第 1 版
印次　2024 年 7 月第 3 次印刷
印刷　北京印刷集团有限责任公司
经销　全国各地新华书店
书号　ISBN 978-7-5214-1444-8
定价　**58.00 元**

获取新书信息、投稿、为图书纠错，请扫码联系我们。

数字化教材编委会

全国高等职业教育口腔医学/口腔医学技术专业"十三五"规划教材

出版说明

为深入贯彻《现代职业教育体系建设规划（2014 — 2020 年）》以及《医药卫生中长期人才发展规划（2011 — 2020 年）》文件的精神，满足高等职业教育口腔医学/口腔医学技术专业培养目标和其主要职业能力的要求，不断提升人才培养水平和教育教学质量，在教育部及国家药品监督管理局的领导和指导下，在本套教材建设指导委员会主任委员王斌教授等专家的指导和顶层设计下，中国医药科技出版社组织全国 60 余所高职高专院校及附属医疗机构近 130 余名专家、教师历时 1 年多精心编撰了"全国高等职业教育口腔医学/口腔医学技术专业'十三五'规划教材"。本套教材包括高等职业教育口腔医学/口腔医学技术专业理论课程主干教材共计 10 门，主要供全国高等职业教育口腔医学/口腔医学技术专业教学使用。

本套教材定位清晰、特色鲜明，主要体现在以下方面。

一、紧扣培养目标，满足职业标准和岗位要求

口腔医学专业高等职业教育的培养目标是培养能够面向口腔医疗机构的助理医师或医师助手等高素质、实用型医学专门人才，即掌握口腔医学、基础医学和临床医学的基本理论知识，具备口腔临床工作的主要技术技能，能够从事口腔常见病、多发病的基本诊疗和预防工作；口腔医学技术专业高等职业教育的培养目标是培养能适应口腔修复制作行业需要的高素质、技能型专门人才，即具有与专业相适应的基础理论与专业技能，能运用现代技术和手段进行各种口腔修复体制作。本套教材的编写以高等职业教育口腔医学/口腔医学技术专业培养目标为导向，对接职业标准和岗位要求，为培养口腔医学/口腔医学技术专业高素质、技能型专门人才提供教学蓝本。

二、体现口腔医学/口腔医学技术专业特色

本套教材在专业思想、专业知识、专业工作方法和技能上体现口腔医学/口腔医学技术专业特色。基础课、专业基础课教材的内容注重与专业课教材内容对接；口腔医学专业课教材内容与口腔临床岗位对接，着重强调符合基层口腔临床岗位需求及全科医生口腔助理医师培养需求；口腔医学技术专业课教材内容与行业及企业标准、职业资格标准衔接，着重强调符合行业需要及职业能力培养需要。

三、对接口腔执业助理医师和口腔医学技术初级（士）卫生专业技术资格考试

本套教材中，涉及口腔执业助理医师和口腔医学技术初级（士）卫生专业技术资格考试的课程内容紧密对接《口腔执业助理医师资格考试大纲》《口腔医学技术初级（士）考试大纲》，并在教材中插入相关"考点提示"，有助于学生复习考试，提升考试通过率。

四、书网融合，使教与学更便捷更轻松

全套教材为书网融合教材，即纸质教材与数字教材、配套教学资源、题库系统、数字化教学服务有机融合。通过"一书一码"的强关联，为读者提供全免费增值服务。按教材封底的提示激活教材后，读者可通过 PC、手机阅读电子教材和配套课程资源（PPT、微课、视频等），并可在线进行同步练习，实时反馈答案和解析。同时，读者也可以直接扫描书中二维码，阅读与教材内容关联的课程资源，从而丰富学习体验，使学习更便捷。教师可通过 PC 在线创建课程，与学生互动，开展在线课程内容定制、布置和批改作业、在线组织考试、讨论与答疑等教学活动，学生通过 PC、手机均可实现在线作业、在线考试，提升学习效率，使教与学更轻松。此外，平台尚有数据分析、教学诊断等功能，可为教学研究与管理提供技术和数据支撑。

编写出版本套高质量教材，得到了全国知名专家的精心指导和各有关院校领导与编者的大力支持，在此一并表示衷心感谢。出版发行本套教材，希望受到广大师生欢迎，并在教学中积极使用本套教材和提出宝贵意见，以便修订完善，共同打造精品教材，为促进我国高等职业教育口腔医学/口腔医学技术专业教育教学改革和人才培养做出积极贡献。

中国医药科技出版社

2019 年 11 月

全国高等职业教育口腔医学/口腔医学技术专业"十三五"规划教材

建设指导委员会

主 任 委 员　王　斌（厦门医学院）

副主任委员　（以姓氏笔画为序）

何　坪（重庆医药高等专科学校）

沈　力（重庆三峡医药高等专科学校）

陈国忠（江苏医药职业学院）

陈鸣鸣（江苏护理职业学院）

周郦楠（辽宁医药职业学院）

赵志军（漯河医学高等专科学校）

葛淑兰（山东医学高等专科学校）

委　　　员　（以姓氏笔画为序）

丁继芬（山东医学高等专科学校）

王新萍（安阳职业技术学院）

刘　洪（江苏医药职业学院）

杜英慧（辽宁医药职业学院）

杨　旭（漯河医学高等专科学校）

李宪孟（山东医学高等专科学校）

肖水清（山东医学高等专科学校）

肖智勇（重庆三峡医药高等专科学校）

胡　江（吉林医药学院）

郭　泾（山东大学口腔医学院）

黄呈森（承德护理职业学院）

梁　源（漯河医学高等专科学校）

蒋沂峰（山东医学高等专科学校）

熊均平（漯河医学高等专科学校）

前　言

Foreword

党中央、国务院高度重视职业教育，把职业教育摆在了前所未有的突出位置。2019 年 1 月，国务院印发《国家职业教育改革实施方案》，为办好新时代职业教育指明了方向、画出了具体的施工蓝图。在此大好形势下，中国健康传媒集团中国医药科技出版社组织相关院校编写的"全国高等职业教育口腔医学 / 口腔医学技术专业'十三五'规划教材"正式付梓出版，是对口腔医学技术专业教材改革创新的大胆尝试。

口腔固定修复工艺技术是口腔医学技术专业的重要核心课程，包括口腔固定修复体的设计和制作工艺技术。本教材在重点阐述模型代型技术、熔模技术、包埋铸造技术、瓷修复技术、磨光抛光技术等基本理论、基本知识和基本技能的前提下，结合口腔固定修复的发展趋势，增加了种植固定修复、计算机辅助设计与制作技术和 3D 打印技术在口腔固定修复体制作中的应用、常见问题及处理等内容，详细介绍了计算机辅助设计（CAD）系统的组成、操作流程，重点介绍解剖全冠、解剖固定桥、基底冠桥、种植个性化基台及种植导板的设计流程，并对计算机辅助制作（CAM）设备的使用及切削完成的氧化锆修复体的染色结晶进行介绍，以更好地指导学生完成口腔固定修复体的数字化制作。本教材编写时注重理论联系实际，内容由浅入深、循序渐进、图文并茂，可读性强，可供高职高专口腔医学技术专业师生使用。

本教材为书网融合教材，即纸质教材有机融合电子教材、教学配套资源（PPT、微课、视频等）、题库系统、数字化教学服务（在线教学、在线作业、在线考试），便教易学。

本教材编写队伍有着扎实的理论基础和丰富的教学、临床与实际制作经验。编写人员既有口腔医学、口腔医学技术教学和口腔临床一线的教师和医师，也有优秀的口腔技师。

限于编者水平和编写时间仓促，教材中难免存在疏漏和不妥之处，恳请读者批评指正。

编　者
2019 年 8 月

目 录

Contents

第一章

概　论

学习目标

1. **掌握**　口腔固定修复工艺技术的概念及其内容；口腔技师具备的责任和能力。
2. **熟悉**　口腔固定修复工艺学科特点；医技信息传递的内容。
3. **了解**　口腔固定修复工艺的起源及发展。

技能目标

具备与医师良好沟通的能力。

人文目标

1. 具有高度的责任心和耐心。
2. 具有吃苦耐劳、精益求精的献身精神。
3. 具有与修复科医师协同工作、默契配合的团队精神。

第一节　概　述

　　口腔固定修复工艺技术是研究牙体缺损或牙列缺损时，用固定修复的方法修复牙体缺损或牙列缺损并保持其相应生理功能的一门应用学科。即学习如何利用人工材料设计和制作口腔固定修复体以恢复患牙或缺失牙形态及其功能的一门科学。

　　固定义齿修复工艺技术是一门包含了多学科内容的综合工艺技术，其主要内容包括：嵌体修复工艺技术、金属全冠修复工艺技术、烤瓷熔附金属全冠修复工艺技术、桩冠修复工艺技术、全瓷修复工艺技术、固定桥修复工艺技术和种植修复工艺技术等，涉及模型代型技术、熔模技术、包埋和铸造技术、焊接技术、瓷修复技术、调𬌗技术、打磨抛光技术等。

扫码"学一学"

第二节　固定修复工艺的起源与发展

一、固定修复工艺的起源

　　人类很早就重视牙病的防治了，在不断摸索与实践中，积累了丰富的修复缺失牙及维持口腔功能的经验。在世界各地的古代墓穴中，考古学家们在挖掘出来的人类颌骨上发现有用兽骨、象牙、木质、竹质等雕刻成义齿，并用金丝结扎在天然牙上修复缺牙。有的则是用天然牙以金丝结扎在邻牙上以恢复缺失牙。在法国巴黎卢浮宫博物馆中还存放着公元前300～公元前400年腓尼基人的下颌骨标本，在这块下颌骨上有两个下中切牙缺失，有一副用金丝结扎两个去除牙根的天然中切牙于两侧邻牙上的装置，这可能是最原始的义齿修复体，这是有据可查的、最早的固定桥修复体制作材料。我国的义齿修复术始于宋代，楼钥在《攻媿集》赠种牙陈安上文写道："陈生术妙天下，凡齿之有疾者，易之一新，才一举手，使人保编贝之美。"由此可见，当时的义齿修复已经比较常见了。欧洲在18世纪才有将人牙、动物牙或动物骨头等制成修复体记载，比宋朝约晚了700余年。

二、固定修复工艺的发展

口腔修复在中国长期停留在一种精巧工艺地位，没有被传统医学体系接纳。近代口腔医学是由西方传入我国的，所以我国近代牙科起步较晚。清朝光绪年间太医院开设了牙科诊室，民间也开展了牙科医疗服务。1907年，加拿大牙科医生W. Lindsay来到我国，成为最早在我国系统传授西方牙科知识的人。1908年，W. Lindsay在成都建设了牙科诊所，1911年扩大为牙症医院，1912年开办了我国有史以来第一个牙科工艺技术培训班，招收邓贞明、刘仲儒等学习牙科修复工艺技术。新中国成立后，我国口腔修复学获得了迅速发展，经过口腔修复工作者的努力，在基础理论、材料、工艺、设计等方面都有了质的发展。20世纪70年代中期，我国开始创办口腔中等专业教育，改变了旧的"师带徒"的模式，培养了大批修复工艺专业人员。20世纪80～90年代，固定修复材料、设备及技术的更新，我国固定修复进入快速发展的时期。1998年10月，口腔修复工艺专业委员会成立。

固定修复工艺的发展经历了三大飞跃。首先是铸造技术的发展。20世纪80年代初，国产高频离心铸造机的问世以及精密铸造技术的广泛运用，淘汰了传统锤造技术，为逐渐开展的烤瓷熔附金属修复、附着体、种植修复等工艺技术奠定了基础。其次是瓷修复工艺技术的发展。1950年烤瓷修复体在美国问世，我国烤瓷修复技术从20世纪70年代开始到80年代逐渐普及，但非贵金属烤瓷技术的瓷脱、瓷裂、通透性差等问题已经不能满足人们对美的追求。随着新技术和新材料的研究开发及多工艺结合技术的应用，贵金属烤瓷、全瓷修复、钛金属烤瓷技术应用于临床，极大提高了修复体的美学效果和生物学性能。第三次飞跃是计算机辅助设计和制作（computer aided design/computer aided manufacturing，CAD/CAM）与烤瓷技术相结合。随着新型低温瓷粉和纳米超塑陶瓷的开发，1983年CAD/CAM系统研制成功，1985年Duret应用CAD/CAM制成首例后牙陶瓷冠，目前CAD/CAM的准确、高效、省时、经济的优势已经在临床得到了广泛的运用。近年来，快速成型的3D打印技术逐渐应用，3D打印技术在于原材料的叠加和堆积，其具有的高精度、低耗材、高效省时的特点特别适用于个性化口腔固定修复，具有良好的发展前景。

随着修复材料的开发、研制及改善，修复工艺技术的发展，口腔固定修复体的制作将更趋完美，更能达到恢复、改善因牙体缺损及缺失导致的功能障碍，维持口颌系统的健康和正常生活功能运转目的。

第三节　固定修复工艺学科特点

口腔固定修复工艺技术是口腔修复学的一个重要组成部分，是口腔医学与现代科学技术多学科交叉相结合的产物，它以口腔解剖生理学、口腔应用材料学、口腔医学美学、殆学等为基础，研究如何制作固定修复体，最大限度发挥咀嚼功能和发音功能，恢复和维持口颌系统的平衡与稳定，维持颜面部的美观。

1. 固定修复工艺技术与材料学发展密切相关

目前主要的固定修复材料包括：金属、陶瓷和树脂。金属从最早的铜合金、银合金发展到镍铬合金、钴铬合金、金合金、钛合金及贵金属合金等。陶瓷从玻璃陶瓷、压铸陶瓷发展到切削陶瓷、纳米陶瓷等。树脂类粘接剂的发展为保留残根残冠创造了条件。

2. 新技术和新设备决定固定修复工艺技术发展方向

固定修复体的加工工艺多是源自工业中的材料加工方式或是工艺美术品的加工方式，加上固定修复体的特殊要求，目前已经形成独立的固定修复工艺学。如烤瓷工艺的发展、CAD/CAM 技术的开发运用等。

3. 医技交流与配合是制作高水平修复体的关键

为了提高修复体质量，医师和技师必须建立良好的协作关系，共同对修复的治疗计划复诊，共同协调完成某一修复体的制作。

4. 固定修复工艺技术人员必须具备较强的操作能力和技巧性

固定修复涉及的雕刻技术、模型代型技术、熔模技术、包埋和铸造技术、瓷修复技术等均需要长时间的练习和实践。只有具备良好的人文基础知识，牢固的掌握有关医学知识和相关科学技术，具备熟练的实践操作技能，才能配合临床医师制作兼顾美观和功能的固定修复体。

5. 固定修复工艺学的发展受社会经济发展的影响大

固定修复方式工艺复杂，修复成本高，随着社会经济发展和医疗观念的转变，固定修复将会有更加广阔的发展空间。

第四节　口腔技师的责任和应具备的素质

牙体缺损、牙列缺损的主要病因是龋病、牙周病、外伤和先天畸形等。近年来，牙体缺损和牙列缺损的发病率只增不减，加上人口老龄化进程加快，人们的爱牙意识不断增强，对义齿修复的愿望及要求越发迫切。作为一名出色的口腔技师，不仅是患者口腔生理功能的再造者，更应该是具有社会责任感的科学工作者，因此，不能单凭个人的技巧、经验和手艺工作，而应该不断提高个人的自身素质，以适应现代高科技时代的发展需要。

作为一名口腔固定修复的技师，应该具备的能力和素质如下。

1. 掌握系统而全面的医学相关知识与口腔医学专业知识。

2. 具有一定的物理、化学、力学、材料学和工艺学等学科知识。

3. 掌握各项操作技能，具备较强的动手能力，可顺利完成实验室的各种工艺操作。

4. 具备敏锐的观察能力和综合分析能力。

5. 爱好广泛、具有一定的艺术修养和绘画、雕刻潜能。

6. 具有较强的审美能力，能应用美学原理来提高修复体美学效果。

7. 具有高度的责任心和耐心。

8. 具备吃苦耐劳、精益求精的精神。

9. 具备与修复科医师协同工作、默契配合的团队精神。

第五节　医师与技师的信息传递

一、信息传递内容

固定修复治疗是由临床修复医师的临床治疗和口腔技师的修复体制作协同完成的。修复体的制作依赖于医师和技师的交流和默契配合。修复医师需要将患者的下列信息准确无误传递给口腔技师。

1. 工作模型

工作模型要求清晰、准确、完整，符合制作要求。

2. 颌位记录

准确记录上下牙列及颌骨间的垂直关系及水平关系。

3. 患者的基本情况

现代修复讲究个性化修复，需要体现出患者的特征，符合现代美学要求。注意传递患者颜面部形态（方圆形、卵圆形和尖圆形）、侧面轮廓外形（凸面形、直面形和凹面形）、SPA 三要素信息（性别 sex、性格 personality、年龄 age）。

4. 设计单

准确标记出需要修复的部位、修复体的类型、选用的修复材料、色泽要求及制作要求等相关信息。

5. 特殊要求

患者对修复体制作有特殊要求的应特别注明，必要时可采取修复前记录的模型和患者照片做参考，注意保护患者隐私。

二、信息交流通道

信息交流通道是联系医师与技师的纽带，是传输信息的载体和介质。医师与技师信息交流通道的基本模式如图 1-1 所示。

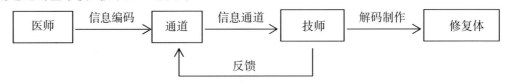

图 1-1　医师和技师信息交流通道的基本模式

信息交流通道一般是语言、模型、设计单、照片、测色数据、有声信息、计算机网络等一种或者多种形式。医师是信息的发起者，信息的表达必须规范化，能将有效信息准确传递给技师。技师是信息的接收者，技师将收到的信息转化到工作模型的设计和处理上，通过规范的、科学的方法来制作修复体，最后由医师来结束整个诊疗过程。

设计单是目前最常用的信息交流通道，它包括患者的基本情况、义齿设计平面图、比色情况和颜色传达内容、修复体形态、材料选择等内容（图 1-2）。随着科技的发展，设计单还可能增加数码图像和有声信息等，通过计算机网络来传输，以减少信息表达的缺陷和失真。

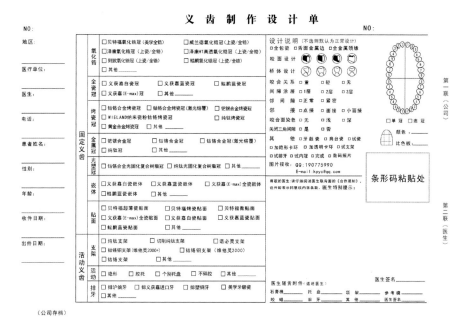

图 1-2 设计单

三、医师和技师的交流与合作

(一)临床环节

临床环节包括设计、牙体预备、印模与模型、颌位关系记录、试戴、戴牙和定期反馈等环节。上述环节都存在医师与技师信息交流的问题。

1. 设计环节

修复设计由医师根据患者的病情及要求，结合实际完成。技师在仔细核查义齿设计单和工作模型后，如发现医师修复设计存在问题应及时与医师联系沟通。如修复设计有不合理、不规范的地方可以在征求医师意见后再进行合理修改；对于有严重设计缺陷的情况，可以直接要求医师重新设计。但需注意，技师无权自行设计或者擅自改动设计。

2. 牙体预备环节

牙体预备的目的是为修复体提供必要的空间，而对牙体、牙龈和口颌组织的健康无损害。不要因为强调少磨牙而影响到修复体的质量和就位，也不要因为过多的切割影响牙齿的健康和就位。技师在检查工作模型后，可及时反馈相关信息。

（1）发现模型预备不足或模型任何形式的边缘不清晰，应当建议医师重新备牙。

（2）对共同就位道出现的问题，技师应做原因分析：如果是视线和角度引起的偏差，技师可以在观察仪上对需要修改的基牙模型做标记，反馈给医师，以做参考。如果是牙体倾斜的原因，技师则考虑在制作时填除不利倒凹。

（3）如发现邻牙、对颌牙有异常，应及时反馈给医师。

3. 印模和模型环节

模型的获取及准确性是保证高质量修复体的重要前提。对于模型变形、清晰度差、边缘不整齐、模型气泡影响工作区域的情况，技师应和医师沟通，要求重新制取模型。

4. 颌位关系记录环节

正确的颌位关系是指导技师制作出准确的修复体的基础，医师在取颌位关系时应反复

5

检查，否则制作出的义齿会出现开殆、咬合不全等问题。

（二）技术工艺环节

随着人们对口腔修复体的功能和审美要求的提高，修复体的质量和管理问题引起了修复医师和管理部门的高度重视。而制作技术的不断改进，新材料新设备的逐渐应用，要求医师和技师有良好的合作。

医技沟通的内容如下。

1. 介绍技工室的技术力量、产品质量、加工项目、收费标准、管理和质检体系、器械设备、比色系、材料、提供设计单、服务承诺等。

2. 查看模型的准确性，查对设计单的所有项目。

3. 了解患者的复诊时间和次数，明确修复体试戴和戴牙的时间。

4. 检查咬合关系和颌位关系记录的正确性，了解诊断性或治疗性蜡型试戴情况。

5. 出现技术问题或疑问，及时与医师沟通。

6. 了解患者戴牙后的反馈信息，对需要检修的修复体进行问题分析，及时修改或者返工，必要时可以直接与患者沟通。

四、医师和技师交流的意义

为了提高修复体质量，医师和技师必须建立良好的协作关系，共同对修复的治疗计划复诊，共同协调完成某一修复体的制作。医师与技师都应具备一定的理论知识、精湛的工艺技能、高尚的职业道德和修养。作为处于主导地位的医师，不仅要在自身领域中精益求精，还要熟悉工艺技术领域情况，对每一个流程、每一步操作甚至每一个细节都要做到很好地理解，同时还要积极参与指导，帮助技师完成整个制作过程。一位优秀技师不仅能在制作过程中尽力做到尽善尽美，还能将一些问题和疑问及时反馈给医师，并对医师的设计意向和风格了如指掌。医师和技师之间合作默契，就可使双方的智慧得以充分的展示和发挥，将失误率降到最低，为患者提供满意的医疗服务。

本章小结

本章主要介绍了口腔固定修复工艺技术学科的起源及发展、研究内容及特点，以及口腔固定修复工作者的责任及必备的素质。通过学习让学生了解到，一件性能优良、使用寿命长的口腔固定修复体离不开医师和技师的共同努力。

习 题

一、单项选择题

1. 下列哪项不属于口腔固定修复的内容（   ）

A. 卡环技术　　　　　B. 代型技术

C. 包埋技术　　　　　D. 熔模技术

E. 瓷修复技术

2.下列哪项不是设计单的内容（　　）

A.修复部位　　　　　　　B.修复体类型

C.修复材料　　　　　　　D.色泽要求

E.修复人员

3.下列哪项不属于技师加工单内容（　　）

A.患者职业　　　　　　　B.义齿设计平面图

C.比色情况　　　　　　　D.修复体形态

E.材料选择

4.下列说法不正确的是（　　）

A.发现模型预备不足或模型任何形式的边缘不清晰，应该及时修改

B.对共同就位道出现的问题，技师应做原因分析

C.如发现邻牙、对颌牙有异常，应及时反馈给医师

D.对于模型变形、清晰度差、边缘不整齐、模型气泡影响工作区域的情况，技师应和医师沟通，要求重新制取模型

E.正确的颌位关系才能指导技师制作出准确的修复体

5.下列哪项不属于固定修复的材料（　　）

A.金　　　　B.铜　　　　C.陶瓷　　　　D.玻璃　　　　E.树脂

二、思考题

1.固定修复工艺学科有何特点？

2.医技交流在修复体制作过程中有何意义？

3.口腔技师应该具备怎样的能力和素质？

（李欣欣）

扫码"练一练"

第二章

固定修复工艺基础理论

学习目标

1.掌握 固定修复体的修复原则和固位原理；固定桥的组成和类型；固定桥修复的生理基础。

2.熟悉 固定修复体的类型。

3.了解 固定桥修复的力学分析。

技能目标

学会应用固定修复体的修复原则和固位原理，牢固掌握固定修复体的临床应用。

人文目标

1.拥有一定的临床思维能力，具备科学严谨的工作态度和实事求是的工作作风。

2.具有良好的职业道德和行为规范。

第一节 固定修复体的类型

根据固定修复体的制作工艺、材料类型、结构特点，可将固定修复体分为以下类型。

一、牙体缺损修复体

（一）嵌体

嵌体为嵌入牙体内部，用以恢复牙体缺损的形态和功能的修复体，也可作为冠内固位体。嵌体又分为单面嵌体、双面嵌体、多面嵌体、高嵌体等。

（二）部分冠

部分冠为覆盖部分牙冠表面的修复体。

（1）3/4冠 没有覆盖前牙唇面及后牙颊面的部分冠修复体。

（2）贴面 以树脂或瓷制作的仅覆盖牙冠唇颊侧的部分冠修复体。

（3）开面冠 在唇颊侧开窗，显露牙冠唇颊面大部分牙面的部分金属冠。

（4）半冠 又称导线冠，冠的边缘止于牙冠导线处的部分冠修复体。

（三）全冠

全冠为覆盖全部牙冠表面的修复体。

1.金属全冠

以金属材料制作的全冠修复体。

（1）铸造金属全冠 以铸造工艺过程制作的金属全冠修复体。

扫码"学一学"

（2）锤造冠 又称壳冠，以冷加工方式如锻压、冲压或锤打制成的金属全冠修复体。目前在临床较少应用。

2. 非金属全冠

以树脂、瓷等非金属材料制作的全冠修复体。

（1）塑料全冠 以各种树脂材料制作的全冠修复体。

（2）全瓷冠 以各种瓷材料制作的全冠修复体。

3. 混合全冠

以金属与瓷或金属与树脂材料制成的复合结构全冠修复体。

（1）烤瓷熔附金属全冠 又称金属－烤瓷全冠，是在真空高温条件下，在金属基底上制作的金瓷复合结构的全冠。

（2）金属树脂混合全冠 在金属基底上覆盖树脂牙面的混合全冠。

（四）桩冠与桩核冠

桩冠是利用冠桩插入残根的根管内以获得固位的全冠修复体。桩核冠是在残冠或残根上先形成金属桩核或树脂桩核，然后再制作全冠修复体的总称。

二、牙列缺损修复体

牙列缺损是指在上颌或下颌的牙列内有数目不等的牙缺失。同时仍余留不同数目的天然牙。固定义齿是修复牙列缺损中的一个或几个缺失的天然牙，恢复其解剖形态和生理功能的一种修复体。靠粘接剂或固定装置与缺牙两侧预备好的基牙或种植体连接在一起，从而恢复缺失牙的解剖形态与生理功能。从义齿分类上它属于局部义齿，由于这种修复体患者不能自由摘戴，故简称为固定义齿，又由于它的结构很像工程上的桥梁结构也称固定桥。

三、特殊修复体

（一）种植体全冠

种植体全冠为在植入牙槽骨内的种植体上制作的人工牙冠。

（二）CAD/CAM 修复体

CAD/CAM 修复体是在牙体预备后，由光电探测系统采集光学印模，经计算机信息处理，并指挥自动铣床用陶瓷或金属材料制作完成的修复体。

 知识链接

种植义齿

种植义齿是在口腔缺牙区的牙槽骨内植入种植体（人工牙根），待种植体与牙槽骨形成骨结合后，再在其上端制作最终修复体，完成种植修复。种植治疗过程中不需要对正常天然牙进行大量的牙体预备，种植义齿能显著地提高患者的咀嚼功能，具有良好的美观效果，有利于局部软硬组织的保存，种植固定义齿感觉舒适，类似于天然牙，许多常规义齿难以解决的疑难病例通过种植义齿修复往往能取得满意疗效。

第二节　固定修复体的修复原则和固位原理

一、固定修复体的修复原则

固定修复体的修复治疗是使用各种人工修复体恢复患牙的正常生理形态和功能。而固定修复体的选择、设计、牙体预备及修复体的制作与完成均应符合生物学、机械力学和美学的原则。否则，修复体不但起不到治疗作用，而且还会成为不良修复体，发生医源性疾病。因此，固定修复体的修复治疗应遵循以下原则。

（一）正确地恢复形态与功能

牙冠的正常解剖生理形态对于维持和谐的口颌系统及保持牙周组织的健康有着重要作用。修复时应综合考虑患者的年龄、性别、职业、生活习惯、性格及体质等，以此来决定修复体的形态、大小、颜色、排列及𬌗关系等，同时也要适合个体的生理特点。

1. 正确恢复轴面形态

正常轴面突度的维持具有以下重要的生理意义。

（1）有利于维持牙颈部龈组织的张力和正常的接触关系　牙颈部 1/3 突度起到扩展牙龈、维持正常龈隙的作用 [图 2-1（1）]。

（2）有利于食物的正常排溢及食物流对牙龈的生理刺激　若轴面突度过大，则牙龈缺少生理性刺激而造成萎缩。若轴面突度过小，则食物直接冲撞牙龈，会引起牙龈附着破坏 [图 2-1（2）、图 2-1（3）]。

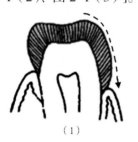 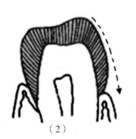 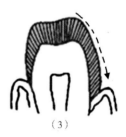

（1）　　　　　　　　　　（2）　　　　　　　　　　（3）

图 2-1　牙体解剖外形突点对龈组织的影响

（1）正常外形突点，龈组织可受到食物的按摩；（2）突度过大，龈组织得不到食物的按摩；

（3）突度过小，食物可直接损伤龈组织

（3）有利于修复体的自洁　修复体轴壁上颊舌向、龈向、近远中向的正常突度和流畅光滑的表面在肌肉活动时易于保持清洁，也便于附着菌斑的洗刷和清除。

2. 正确恢复外展隙和邻间隙

外展隙由牙冠轴面的正常突度形成，是围绕邻接区向四周展开的空隙，根据位置不同可称为唇颊外展隙、舌外展隙、切外展隙和𬌗外展隙。外展隙有利于食物的排溢及对牙龈的按摩，并可减轻牙周负担。位于邻接点之下的龈外展隙，称为邻间隙。正常情况下邻间隙被牙龈乳头所充满，有保护牙槽骨和防止水平性食物嵌塞的作用。若外展隙恢复不好，或因炎症或增龄性变化导致龈乳头退缩而出现大的邻间隙时，会出现食物嵌塞等临床症状。因此，应注意正确恢复修复体的外展隙和邻间隙，防止出现并发症（图 2-2）。

扫码"学一学"

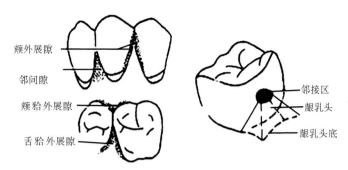

图 2-2　邻间隙、外展隙、龈乳头相互关系

3. 正确恢复咬合面与咬合关系

正确恢复咬合面与咬合关系是有效恢复咀嚼功能的基本条件。良好的牙合面解剖形态有利于捣碎、磨细食物，增加机械效果，减轻牙周负担。另外，上牙切嵴、斜嵴还有引导下颌运动的作用，直接影响咬合关系。因此，修复体应遵照以下咬合标准。

（1）恢复牙合面形态　应与患牙的固位形、抗力形以及与邻牙和对颌牙的牙合面形态相协调。牙冠缺损较大，剩余牙体组织抗力较差时，应适当减少修复体牙合面面积。通常通过减小颊舌径和加深副沟来实现。

（2）牙合力方向　应尽量与牙体长轴方向一致，牙合面大小和解剖形态应有利于控制牙合力，使之沿牙长轴方向传递，避免高尖陡坡。对倾斜牙和错位牙，也应注意控制冠修复体的长轴方向。

（3）牙合力的大小　应与牙周支持组织相适应，应根据牙周膜的状况，牙根的数目、大小、方向，牙槽骨的骨质状况，冠根比例等因素来设计修复体的牙合力大小。

（4）修复后应达到稳定而协调的牙合关系　修复体粘固在患牙上后，作为口颌系统的一部分，无论在正中牙合位还是非正中牙合位，都不能出现早接触。否则容易引起颞下颌关节的功能紊乱。

（二）牙体预备过程中尽量保护、保存牙体组织

在具备一定的固位形和抗力形的前提下，应尽量少切割牙体组织。但有时为保证固定修复体达到良好的效果，需要对牙体硬组织进行必要的磨除，此种切割的目的如下。

1. 给修复体创造必要的空间与条件，如全冠的牙合面及邻面都要留有修复体的厚度空间。

2. 加强修复体的固位与抗力，须磨除一部分健康的牙体组织，制备成鸠尾形、箱形、沟、针道等辅助固位形。

3. 去尽腐质，阻止病变的发展，并预防继发龋。

4. 为建立修复后的平衡牙合，需进行必要的调牙合。如调磨高陡、尖锐的牙尖及边缘嵴等。

5. 为了修复体顺利就位，必须清除倒凹，使各轴面近于平行，以取得共同就位道。

6. 预防性扩展，扩展到自洁区，使修复体能覆盖牙齿的沟、窝、点隙等易患龋区域。

总之，在牙体制备过程中要避免以下两种倾向。

1. 不必要的过量磨切而影响牙体牙髓的健康与修复体固位。

2. 过分强调少磨牙而影响修复体的质量与就位。

（三）牙体预备过程中保证组织健康

1. 保护牙髓

健康的牙髓组织可以为牙体硬组织提供营养，防止根尖病变的发生。所以，在牙体缺

损修复中要最大限度地保护牙髓组织的健康。

（1）牙髓对温度非常敏感，温度过高过低都会对牙髓造成病理性损害。因此，在牙体预备时应有冷却措施，如涡轮机喷水等，以达到降温的目的。另外，手机转速要快，磨切器械要坚硬锐利，使用的力量要轻，并间断性地磨切，防止产热和振动。

（2）活髓牙应在局麻下进行牙体预备，由于患者不能感觉牙髓受到刺激的情况，更应注意防止损伤牙髓。牙体预备尽量一次完成，并佩戴临时冠，尽快完成修复，防止牙髓因遭受化学的或温度的刺激而产生病变。

（3）窝洞较深者应先垫底，再制作金属修复体。如果健康牙髓意外穿髓，清创消毒后，或经安抚治疗后做盖髓术。患牙预备至接近牙髓处者，或虽不近髓但较敏感者，应佩戴临时冠加以保护。

（4）在粘固修复体前，对窝洞进行消毒、脱敏，不宜采用烈性药物与脱水药物。以应用中性消毒制剂为宜。

2. 保护牙周

牙龈坚韧而微有弹性，且固定不能移动。牙龈的大部分附着在牙槽突的表面，称附着龈，不与牙面附着的部分称游离龈，游离龈与牙齿之间的间隙称龈沟，正常龈沟的深度为0.5～2mm。健康的牙龈对牙齿及龈下组织都起着保护作用。龈组织的损伤及上皮附着的破坏都会给牙周病的发生创造条件。因此，一个成功的修复体对牙周组织的健康有着重要的意义。

（1）合理的修复体龈边缘位置　修复体与牙龈相近或接触的边缘称为龈边缘或颈缘，与修复体的固位和牙龈的健康有关。修复体龈边缘的位置有3种情况：龈上边缘、平齐龈缘和龈下边缘（图2-3）。

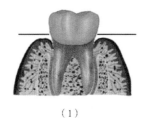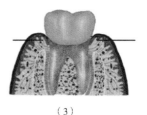

（1）　　　　　　　　　（2）　　　　　　　　　（3）

图 2-3　修复体边缘位置

（1）位于龈缘之上；（2）与龈缘平齐；（3）位于龈沟内

①龈上边缘：即修复体颈缘位于龈嵴顶以上的牙釉质内。其优点是容易精确预备颈缘形态，不易损伤牙龈组织，制取印模准确，修复体龈边缘不刺激牙龈，自洁作用好，且容易检查颈缘密合度，但边缘隐蔽性差，不利于美观。临床可用于牙龈严重退缩、临床牙冠过长、轴面突度过大的后牙修复。

②龈下边缘：即修复体颈缘位于龈沟内。其优点是发生龋病机会较少、美观、固位好，但修复体的龈边缘越接近龈沟底，牙周组织的反应越大，越容易引起炎症，因此，牙体预备时，修复体颈缘距离龈沟底至少0.5mm，尽量避开龈沟底的结合上皮。另外，龈下边缘不易检查边缘密合度，牙体预备难度较大，容易损伤牙龈，造成炎症和牙龈萎缩，目前临床选择修复体的颈缘尽可能位于龈上。但对于前牙、邻面接触点位于龈下、冠高度不足、固位差或牙体缺损已至龈下者应采用龈下边缘。

③平齐龈缘：即修复体的颈缘与龈缘平齐，是介于前两种方法之间的折中办法。其美

观优于龈上边缘，对牙龈的损伤小于龈下边缘，易于牙体颈缘预备和制取印模，但平齐龈缘处易积聚菌斑而形成继发性龋和龈缘炎。

总之，修复体龈边缘的位置与龈缘的关系是一个长期争论的问题。修复体龈边缘的位置应根据患牙的形态、牙位、牙周状况、固位、美观要求、患者年龄及口腔卫生状况等多种因素综合考虑，尽量减少或避免各种设计不足。

（2）合理的修复体边缘牙体预备形式　修复体边缘的牙体预备形式涉及修复体边缘的强度、封闭性和密合性，对修复效果有重要影响。

修复体的边缘形态有多种形式，如羽状或刃状、肩台、凹面形、带斜坡的凹面形边缘等（图2-4）。

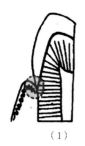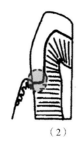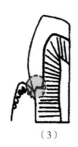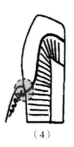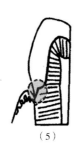

（1）　　　　　（2）　　　　　（3）　　　　　（4）　　　　　（5）

图2-4　龈边缘牙体预备的各种形式

（1）刃状边缘；（2）肩台；（3）带斜面的肩台；（4）凹面形边缘；（5）带斜坡的凹面形边缘

根据临床观察，羽状或刃状边缘的效果是不够理想的。许多学者主张用复合式的边缘外形设计。带斜面的边缘与修复体搭接的密合性优于平面对接，具有圆形内线角的肩台应力集中小于锐角肩台。

理想的修复体边缘应有一定的厚度，圆形的内线角且带有斜面。需要说明的是：不一定都按此要求设计，应根据人造冠的种类、材料、患牙部位和牙髓的情况等综合考虑。

（3）良好的修复体边缘密合度　修复体的边缘要密合，要求修复体的龈边缘与患牙肩台厚度一致，衔接处形成一个连续光滑的面，没有悬突、台阶，与牙体表面相移行，用探针进行探诊时不应有阻挡感，要求人造冠的龈边缘与天然牙交接处形成连续一致的曲面，不应有任何微小的台阶。

临床上由于修复体不密合或预备体上无肩台预备，修复体有一定的厚度或修复体边缘的厚度与设计预备的肩台宽度不一致，导致修复体边缘与天然牙的交接处易聚集菌斑，引起龈炎、牙周炎和继发龋。

（4）良好的修复体光洁度　修复体边缘应高度磨光，消除机械性刺激，减少菌斑的形成。若修复体的表面不光滑，食物残渣容易滞留，不利于对菌斑的抑制，从而影响口腔环境的清洁，也会对黏膜、牙龈等造成刺激，从而引发糜烂、炎症等。

（5）良好的邻接关系　牙冠的邻面，彼此以凸面相邻接而排列成牙弓。每相邻两牙邻接之处，在初期接触处为点状，称邻接点，随着咀嚼运动中牙的生理运动，使邻接点磨耗而由点扩大为面的接触，称为邻接面（图2-5）。正常的邻接面接触紧密，可防止食物嵌塞，同时使邻牙相互支持，维持牙位、牙弓形状的稳定并分散咀嚼压力。在恢复邻接区时，应注意恢复其正常的位置和良好的邻接关系，接触过紧可导致牙周膜的损伤，过松则造成食物嵌塞。

（6）正确恢复牙冠的外形高点　使龈组织受到功能性刺激。

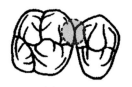 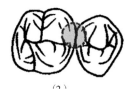 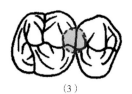

（1）　　　　　　　　　　（2）　　　　　　　　　　（3）

图 2-5　牙齿邻面的接触关系

（1）点接触；（2）小面接触；（3）面接触

（四）修复体应合乎抗力形与固位形的要求

修复体要在长时间内承受咬合力而不发生破裂、脱位，基牙也不发生折断，要求修复体和剩余牙体组织必须具有抗力形和固位形。

1. 抗力形

抗力形是指将牙体预备成一定形状，使患牙和修复体行使功能时能够抵抗正常𬌗力而不致折断或碎裂。增强基牙或修复体抗力形的具体措施如下。

（1）消除基牙的薄弱边缘，去除无基釉。死髓牙牙体组织较脆，易于折裂，或在牙髓治疗时，牙体磨切较多且深，缺乏足够的健康牙本质支持，或牙体缺损较大，剩余牙体组织不能承受一定𬌗力时，应采取辅助措施，如根管钉、铸造桩等。

（2）根据患牙条件选用理化性能良好的修复材料。

（3）适当增加修复体的体积和厚度，以增加修复体的强度，防止修复体损坏。

（4）修复体覆盖并保护基牙窝洞的薄弱面与边缘，防止𬌗力直接冲击薄弱的牙体组织。

（5）均匀分散𬌗力，防止𬌗力集中在修复体的某一部分，金 - 瓷交界面应避免直接承受𬌗力。

（6）合理恢复修复体的外形，避免尖锐或薄弱的结构，防止修复体因应力集中而折裂，保证修复体的质量。

2. 固位形

固位力是指修复体在行使功能时能抵御各种作用力，保持稳定而不发生移位或脱落的能力。在基牙上制备的面、洞、沟等几何形状称为固位形，固位形是修复体得以固位的重要因素。

（五）修复体应合乎美学的要求

理想的美观修复体要能最大限度地模拟所修复的天然牙，包括排列、形态、颜色、半透明性和表面特征色等。具体要求如下。

（1）中线与颜面中线一致，且左右对称。

（2）修复体牙冠长轴位置正常。

（3）修复体颈缘线与邻牙协调自然。

（4）邻面颈部形态利于自洁。

（5）邻接面接触点的形态、位置正确。

（6）修复体形态和色泽要与余留的天然牙协调，可参考患者失牙前照片。

（7）切端形态要考虑患者年龄及余留的天然牙的磨耗情况。

（8）切端两邻接面的间隙、形态要自然。

（9）修复体表面要形成自然的发育沟，并具有各种磨耗的自然形态。

二、固定修复体的固位原理

固定修复体完成后粘固在患（基）牙上并与患（基）牙形成一个整体，不能与患（基）牙之间产生任何相对运动。固定修复主要的失败原因是固位不良，因此，为修复体创造良好的固位，是修复成功的主要条件。固定修复的固位力大小主要是由摩擦力、约束力以及粘接力所决定的。

（一）摩擦力

摩擦力是两个互相接触而又相对运动的物体间所产生的相互作用力。摩擦力越大，固位越好。摩擦力与两个物体间所受垂直压力成正比，所受的垂直压力越大，摩擦力越大。若在同样接触情况下，接触面积越大，压力越大，摩擦力也越大。两个物体接触的密合程度与摩擦力成正比，接触越密合，摩擦力越大。另外，两物体表面适当的粗糙度有助于增加摩擦力。因此，在牙体缺损修复中，可以通过适当地增加修复体（如喷砂）与预备牙（如酸蚀）或窝洞的密合度、接触面积以及粗糙度来增加摩擦力，提高固位力。

（二）约束力

约束是物体位移时受到一定条件限制的现象，约束加给被约束物体的力称为约束力。约束力通过约束与被约束物体之间的相互接触而产生，为增大牙体对修复体的约束力，在备牙时可增设轴沟、洞等辅助固位形，限制修复体的运动方向，增强固位力。

（三）粘接力

粘接力是指粘接剂与被粘接界面上分子间的结合力。

粘接力的大小受以下因素影响。

（1）粘接力与粘接面积成正比，在同样条件下，粘接面积大，粘接力就越大。

（2）粘接力与粘接剂的厚度成反比，粘接剂越厚，则抗折断力越弱，粘接力越小。

（3）粘接剂的稠度应适当，过稀过稠都影响粘接力。

（4）修复体或制备牙的粘结面上有水分、氧化物、油质残渣等异物，都会影响粘接力。

总之，粘接力的大小与使用材料、粘接面积、修复体组织面和预备体表面的状况以及粘接时的技术操作等因素有密切关系。

考点提示 ▶ 固定修复体的修复原则和固位原理。

第三节　固定桥的组成和类型

一、固定桥的组成

固定桥（图 2-6）由固位体、桥体和连接体三部分组成（图 2-7）。

（一）固位体

固位体是指固定桥位于基牙上的部分，种类有：全冠、部分冠、桩冠、嵌体等，其中全冠类固位体应用较为常见。固位体借助粘接剂与基牙稳固地连接，使固定桥获得固位。桥体依靠固位体的固位和基牙连接在一起，并将𬌗力通过固位体传给基牙，因此固位体应有良好的固位力与抗力。

（二）桥体

桥体即人工牙部分，用以恢复缺失牙的解剖形态和生理功能的部分。桥体借助连接体与固位体相连。桥体形态应与同名牙相似，选择的材料不仅要符合美观的要求，还要具备良好的机械强度，承受秴力时，不弯曲变形或折断。

（三）连接体

连接体是桥体与固位体之间的连接部分。按其连接方式不同，可分为固定连接体和活动连接体。固定连接体是指通过制作将固位体与桥体连接成整体；活动连接体是指固定桥的桥体与固位体之间通过栓体、栓道相连，形成一个可动的连接体。

扫码"学一学"

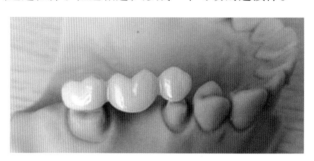

图 2-6　固定桥

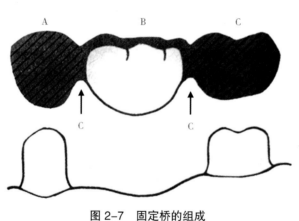

图 2-7　固定桥的组成
A.固位体；B.桥体；C.连接体

考点提示 ▶ 固定桥的组成及各组成的作用。

二、固定桥的类型

固定桥的类型很多，临床上最常用的分类方法是按照固定桥的结构不同进行分类，分为双端固定桥、半固定桥、单端固定桥，这三类称为简单固定桥，其中任意两种或三种的组合称为复合固定桥（图 2-8）。

1.双端固定桥

双端固定桥又称完全固定桥，两端的固位体与桥体之间的连接为固定连接。固定桥的基牙、固位体、桥体连接成一个固定不动的整体，组成了一个新的咀嚼单位，固定桥所承受的力，通过两端基牙传至牙周支持组织。与其他结构固定桥相比，其设计更符合力学原理及生物学原则，患者感觉舒适，预后效果好，其是临床应用最为广泛的设计形式。

2. 半固定桥

半固定桥又称应力中断式固定桥，桥体一端与固位体为固定连接，另一端为活动连接。半固定桥一般适用于牙间隔缺失、基牙倾斜度大以及难以求得共同就位道的病例。

3. 单端固定桥

单端固定桥又称悬臂固定桥。桥体仅一端有固位体，桥体与固位体之间为固定连接，另一端是完全游离的悬臂，无基牙，仅与邻牙维持邻接关系。此种设计基牙极易倾斜扭转，引起基牙牙周组织的创伤，因此，一般临床上不单独使用，只有在缺失牙间隙小，患者的殆力不大，且基牙能提供良好的固位力时，才可谨慎选用，或用于复合固定桥的小间隙中。

4. 复合固定桥

复合固定桥是将两种或两种以上的简单固定桥组合形成的一个整体。复合固定桥含有两个或两个以上基牙，一般包括 4 个或 4 个以上的牙单位。由于复合固定桥的基牙数目多且分散，临床要获得固定桥的共同就位道比较困难，使用时要合理设计。

扫码"看一看"

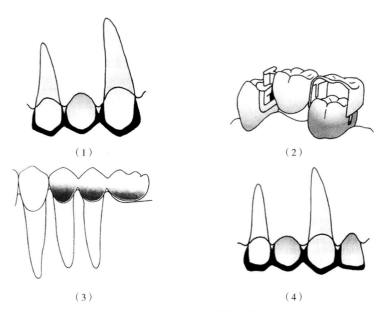

（1）　　　　　　　　　　　　（2）

（3）　　　　　　　　　　　　（4）

图 2-8　固定桥类型

（1）双端固定桥；（2）半固定桥；（3）单端固定桥；（4）复合固定桥

考点提示　固定桥的类型。

其他特殊结构的固定桥有种植体固定桥、固定－可摘联合桥、粘接固定桥、CAD/CAM固定桥等，如图 2-9。

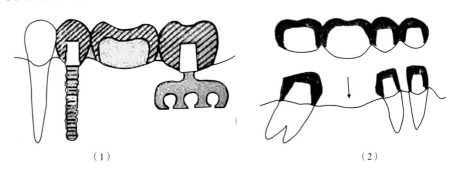

（1）　　　　　　　　　　　　（2）

图 2-9　其他特殊结构的固定桥

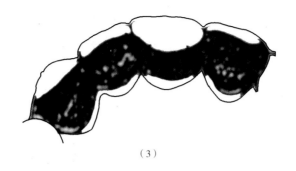

（3）

图 2-9　其他特殊结构的固定桥

（1）种植体固定桥；（2）固定-可摘联合桥；（3）粘接固定桥

第四节　固定桥修复的生理基础和力学分析

一、固定桥修复的生物学基础

当牙列缺损采用固定桥修复时，应用基牙的牙周储备力来承担桥体的殆力，是固定桥修复的生理基础。在固定桥修复中，基牙能承担的殆力大小取决于基牙牙周组织的面积和健康状况。因此，临床上常用牙周膜面积的大小来衡量临近缺牙区的天然牙是否能作基牙或作为选择基牙数目的依据。

 知识拓展

牙周潜力

牙周潜力又称牙周储备力，牙周潜力是指在正常咀嚼运动中，咀嚼食物的殆力大约只为牙周组织所能支持力量的一半，而在牙周组织中尚储存了另一半的支持能力。固定桥修复正是动用了基牙的部分甚至全部牙周潜力，以承担桥体的额外负担来补偿缺失牙的功能。

基牙的牙周潜力主要由基牙的牙周组织和颌骨的健康状况决定，牙周膜起着重要的作用。基牙牙周及支持组织的健康决定了基牙的质量，临床上最常使用牙周膜面积大小评价基牙的支持力，来选择基牙。1926 年，Ante 医生提出了后来被 Johnston 等人称作 "Ante's law" 的论点，即固定桥基牙牙周膜面积的总和应等于或大于缺失牙牙周膜面积的总和。

二、固定桥修复的力学分析

（一）机械力学分析

1. 简单固定梁的受力反应

简单固定梁有3种形式（图 2-10）：图 2-10A为梁的两端固定在桥基内；图 2-10B为梁

的一端固定在桥基内，另一端支持在桥基上；图 2-10C 为梁的一端固定在桥基内，另一端无固定和支持。

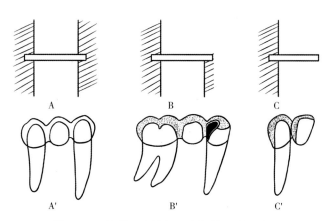

图 2-10 简单固定梁与固定桥的 3 种形式

扫码"学一学"

2. 机械力学在固定桥中的应用

（1）双端固定桥的机械力学分析 如桥的一端受不均衡外力时，固定桥产生整体旋转，其支点线位于该牙的根尖 1/3 与根中 1/3 交界处。受力端基牙受压应力，另一端受拉应力。双端受力则固定桥固位良好。

（2）半固定桥的机械力学分析 通常认为半固定桥的活动端有一定的应力缓冲作用，但不一定能减轻活动连接端基牙的负担。

（3）单端固定桥的机械力学分析 桥体受力时，以基牙为旋转中心产生杠杆作用，导致基牙发生扭转和倾斜。

（4）复合固定桥的机械力学分析 受力反应较为复杂，中心基牙承受较大殆力，设计中应尽量减少弦高以减小杠杆力；或调整中间基牙的位置，使布局更合理。

（二）生物力学分析

1. 双端固定桥的应力分析

（1）修复后殆力分散，应力分布均匀，利于牙周健康。

（2）两端基牙及支持组织分担的力值有差别。

（3）若一侧支持力弱，应在该侧增加基牙。

（4）双端固定桥能承受较大垂直向负荷，但水平向载荷承受能力小，应注意减小非轴向力。

2. 半固定桥的应力分析

（1）接受垂直向载荷，两端应力分布不如双端固定桥均匀，活动端基牙受力较小。

（2）半固定桥有一定对抗栓体殆向脱位的能力。

（3）活动端基牙受力可能出现应力集中现象。

3. 单端固定桥的应力分析

（1）两基牙单端固定桥受到垂直载荷时，近缺隙侧基牙承受的是压应力；远缺隙侧基牙主要受拉应力。

（2）最大应力集中于基牙的颈部和根尖区，应采取减轻桥体殆力的措施。

（3）两基牙单端固定桥接受垂直载荷时，转动中心位于两基牙间的骨间隔内，旋转量较单基牙者小。

（4）单基牙单端固定桥接受载荷时，基牙的倾斜、旋转量大，对基牙损伤大，应少采用该设计。

4.倾斜基牙固定桥的应力分析

（1）倾斜牙承受较大的非轴向力，故牙体预备时应尽量减少其倾斜度。

（2）一定倾斜范围的基牙在固定桥修复后，使之受力更接近轴向，可改善其应力分布状况。

（3）基牙倾斜度较大时，可能产生近中的推力，必要时应增加前基牙数。

5.基牙和牙周组织的应力分析

（1）基牙牙槽骨高度降低时，支持力减少，牙周膜内应力增大。

（2）固定桥修复后，应使基牙和牙周组织应力均值降低，较为均匀分布。

（3）同一载荷下，基牙牙根数目多、牙根长、根径大、牙槽骨吸收少者，则牙根和牙周组织应力值较低。

（4）基牙对水平、斜向载荷的承受能力较弱。

（5）固定桥两端有邻牙接触时，可传递而降低𬌗力。

（6）固定桥基牙颈周区是应力集中区。

（7）龈端接触式桥体应力分析　双端和半固定桥载荷几乎全部由基牙承担；单端固定桥几乎全部设计为接触式，使牙龈承担一部分载荷。

6.应力集中区与结构的关系

固定桥的应力集中区分别位于：连接体处；加载点附近；基牙颈周骨皮质处；基牙根尖处；牙槽嵴顶处；牙、骨组织内的固定桥旋转中心处。

考点提示 ▶ 对严重倾斜的基牙可采取的措施。

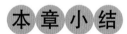

本 章 小 结

本章介绍了固定修复体的类型，包括牙体缺损修复体、牙列缺损修复体、特殊修复体3种类型。详细介绍了固定修复体的修复原理和固位原理，进而以固定桥模型为例介绍了固定桥的组成和类型以及四种类型的结构特点。还详细介绍了固定桥修复的生理基础和力学分析。

习 题

一、单项选择题

1.下列哪一项不是固定桥的特点（　　）

A.咀嚼效能相对较高　　　　　B.各基牙间能取得共同就位道

C.完全依靠基牙的支持　　　　D.患者不能自行取戴

E.便于清洁

2.哪项不是固定义齿的组成部分（　　）

A.固位体　　　　　　　　　　B.基牙

C.桥体　　　　　　　　　　　D.连接体

E. 以上都不是

3. 半固定桥的适应证是（　　　）

A. 活动端基牙牙冠小　　　　　B. 固定端基牙稳定，向缺隙侧倾倒

C. 两基牙不容易获得共同就位道　D. 缺牙间隙小

E. 以上都对

4. 半固定桥的特点是（　　　）

A. 力分布均匀，支持力好

B. 应用广泛

C. 适用于基牙倾斜度较大，难以求得共同就位道的患者

D. 由于杠杆力作用，易造成对基牙的损害

E. 切割牙体组织少

扫码"练一练"

5. 单端固定桥的适应证，下列哪项是错误的（　　　）

A. 基牙有良好的支持条件　　　B. 基牙有良好的固位

C. 缺隙小　　　　　　　　　　D. 𬌗力小

E. 为了少磨牙

6. 下列哪项不是单端固定桥的适应证（　　　）

A. 缺牙间隙小　　　　　　　　B. 咬合力小

C. 基牙牙根粗大　　　　　　　D. 牙冠形态正常

E. 美观度要求高

7. 固定桥修复的适应证最先要考虑的是（　　　）

A. 患者的年龄职业　　　　　　B. 缺失牙的部位

C. 缺牙间隙的大小　　　　　　D. 基牙的支持力

E. 复体的美观要求

8. 固位体的𬌗力主要是通过以下哪个部分传递到颌骨上（　　　）

A. 桥体　　　　　　　　　　　B. 黏膜

C. 连接体　　　　　　　　　　D. 基牙

E. 固位体

9. 固定桥修复的生理基础是（　　　）

A. 牙槽区　　　　　　　　　　B. 牙槽嵴黏膜

C. 基牙代偿力　　　　　　　　D. 牙周储备力及代偿功能

E. 以上均不是

10. 下列哪项因素是固定桥最重要的支持基础（　　　）

A. 牙周膜　　　　　　　　　　B. 牙槽骨

C. 黏膜　　　　　　　　　　　D. 牙龈

E. 牙根

11. 下面哪项因素与固定桥基牙牙周潜力无关（　　　）

A. 牙周膜　　　　　　　　　　B. 牙槽骨

C. 咀嚼肌纤维　　　　　　　　D. 牙龈

E. 结合上皮

12. 影响牙周储备力大小的因素中，下列哪项是不重要的（　　）

A. 牙周膜面积　　　　　　　　　B. 牙周组织健康状况

C. 冠根的比例　　　　　　　　　D. 牙槽骨的吸收情况

E. 牙冠轴面的外形

13. 上颌牙列中牙周膜面积最小的是（　　）

A. 中切牙　　　　　　　　　　　B. 侧切牙

C. 第一前磨牙　　　　　　　　　D. 第二前磨牙

E. 第三磨牙

14. 上颌牙列中牙周膜面积最大的是（　　）

A. 尖牙　　　　　　　　　　　　B. 第一前磨牙

C. 第二前磨牙　　　　　　　　　D. 第一磨牙

E. 第二磨牙

15. 下颌牙列中牙周膜面积最小的是（　　）

A. 中切牙　　　　　　　　　　　B. 侧切牙

C. 第一前磨牙　　　　　　　　　D. 第二前磨牙

E. 第三磨牙

16. 下颌牙列中牙周膜面积最大的是（　　）

A. 中切牙　　　　　　　　　　　B. 侧切牙

C. 第一前磨牙　　　　　　　　　D. 第二前磨牙

E. 第三磨牙

17. 下颌牙列中按牙周膜面积从大到小的排列顺序是（　　）

A. 7654321　　　　　　　　　　B. 6734521

C. 6754321　　　　　　　　　　D. 7635412

E. 6753412

18. 下列有关双端固定桥说法错误的是（　　）

A. 将单个牙的生理性运动转换成整体运动

B. 两端基牙承担的𬌗力比较均匀

C. 两端基牙的牙周膜均受到牵引力

D. 桥的一端受垂直向外力时，旋转中心位于该侧基牙的根中 1/3 交界处

E. 桥体𬌗面受均匀垂直向外力时，两端基牙的根尖部均受到压应力

19. 下列有关半固定桥的说法错误的是（　　）

A. 桥体𬌗面中心受力时，两端基牙上的𬌗力分布比较均匀

B. 活动端有应力缓冲作用

C. 两端连接体方式不同

D. 活动端固位力的大小取决于栓道式结构的密合性

E. 栓道式连接能明显减小活动连接端基牙的负担

20. 下列有关双端固定桥的应力分析说法错误的是（　　）

A. 双端固定桥基牙的应力分布最均匀

B. 应增加支持力较弱侧的基牙数目

C. 对水平向载荷的承受能力较小

D. 桥体下的牙龈组织也分担了极少量的载荷

E. 两端基牙分担的殆力相同

二、思考题

固定桥的优点是什么？

（许立侠）

第三章

模型与代型技术

学习目标

1. **掌握**　口腔模型的基本要求；可卸代型的制作方法及步骤。
2. **熟悉**　模型的灌注方法与修整。
3. **了解**　模型代型技术中常见问题及处理。

技能目标

熟练完成打孔加钉法制作可卸代型。

人文目标

培养学生具有创新能力和实践能力，良好的沟通、协调能力及亲和力。

扫码"学一学"

第一节　模型的类型与要求

口腔模型是指将调拌好的模型材料灌注到口腔印模中，待模型材料硬固后脱模形成的阳模。用于修复体制作的模型称为工作模型，用于研究、制定治疗方案和记录口腔情况的模型称为研究模型或记录模型。目前大多数修复体的制作需要在工作模型上完成。

一、模型的类型

（一）按用途分类

1. 工作模型

用于制作各种修复体。由于要在工作模型上进行修复体的设计和制作，因此对其精确度、强度等性能要求很高。临床上常用硬石膏或超硬石膏灌制工作模型。

2. 对颌模型

又称非工作模型，是指工作模型的对颌模型。它有利于上下颌位关系的确定，并在正确的咬合关系下进行修复体的制作。

3. 研究模型

用于研究设计口腔修复和正畸治疗方案，以及检查、保存治疗效果而制取的口腔模型。

（二）按模型材料的种类分类

1. 石膏模型

指用石膏材料灌制的口腔模型。常用的石膏有：普通石膏、硬石膏和超硬石膏。

（1）超硬石膏　超硬石膏特点是纯度高，凝固时模型体积变化小，尺寸固定，硬度和强度最大。用于精密铸造的义齿制作，如嵌体、贴面、全瓷冠、烤瓷熔附金属全冠、附着体义齿修复等。

（2）硬石膏 硬石膏的性能介于普通石膏和超硬石膏之间。可用于金属支架可摘局部义齿和某些固定修复如金属全冠。

（3）普通石膏 普通石膏调拌时水粉比最大，材料结构疏松，强度较低。主要用于制作树脂基托可摘局部义齿制作的模型和对颌模型及研究模型。

2. 耐火材料模型

指用耐高温材料制作的口腔模型。常用的材料为磷酸盐高温包埋料，主要用于带模铸造。

3. 树脂模型

指用树脂材料制作的口腔模型。树脂模型不易损伤，便于保存，主要用于教学、实验研究。

二、口腔模型的基本要求

1. 能准确反映口腔组织解剖结构，尺寸稳定，精确度高，模型清晰，表面无缺陷。

2. 模型要有一定的形状和厚度，以保证修复体的制作。

（1）模型的最薄厚度应在10mm以上。

（2）模型的基底面应与𬌗平面相平行。

（3）模型的后面及各侧面应与基底面垂直。

（4）模型的边缘宽度以3～5mm为宜。

3. 模型表面应光滑，硬度高，能经受修复体制作时的磨损。

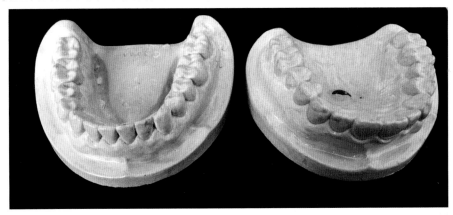

图 3-1 修整完成后的口腔模型

第二节 模型灌注与修整

一、模型灌注

（一）印模灌注前的检查与处理

在灌注模型前要仔细检查印模。首先要检查印模是否完整、范围是否合适，工作区是否清晰、完整、平滑，有无气泡；然后检查印模和托盘之间是否有脱模现象，尤其注意托盘中部的脱模易被忽视；印模内若有修改的义齿等附件，必须完全复位；将印模内的唾液、血液及食物残渣冲洗干净，并用气枪将印模吹干。印模符合要求后方可灌注石膏模型，否则需重新制取印模。

（二）调拌模型材料

调拌模型材料的方法有手工调拌和机器调拌两种。手工调拌简单易行，但易调拌不均，气泡多，且易污染。真空机器调拌具有调拌均匀、气泡少、无污染且强度高等优点。

无论采用哪种方法，都必须严格按照厂家提供的水粉比例、调拌时间进行操作。不同模型材料脱模时间有所差异，但模型灌注后必须静置至少 30min，模型达到一定强度后方可脱模。

1. 手工调拌

（1）按照先水后粉的步骤往调拌碗内加入准确称量的水和石膏粉。

（2）待石膏粉完全被水浸湿后，用调拌刀沿一个方向进行快速均匀的调拌，调拌刀与调拌碗内壁贴合碾压石膏，排除石膏中的气泡。调拌时间约 1min。

（3）调拌完毕后，将调拌碗放在振荡器上振荡，排除气泡，准备灌模。

2. 机器调拌

（1）按照先水后粉的步骤往搅拌杯里加入准确称量的水和石膏粉。

（2）用调拌刀进行初步手动调拌，使水粉达到充分混合状态，接入真空调拌机调拌 30 ～ 60s。

（3）解除真空后取下搅拌杯，准备灌注模型。

3. 调拌过程中的注意事项

（1）严格按照厂家提供的产品说明中规定的水粉比进行调拌，不能在调拌过程中再加粉或水。

（2）调拌时要先水后粉，沿同一方向进行调拌。

（3）操作中注意器械清洁，避免污染模型。

考点提示 ▎调拌石膏的注意事项。

（三）灌注模型

1. 灌注方法

（1）一般灌注法 将印模置于振荡器上，将调好的石膏浆从模型的高点处开始灌注，逐渐从高处流向四周，这样可使模型灌注完全，减少气泡产生，使模型材料充满印模的各个细微部分。上颌印模从腭侧灌入，下颌从舌缘侧灌入，也可从印模的一侧向另一侧灌入。牙列模型灌注后，继续追加石膏，直至牙列颈缘至底面的厚度为 1.0 ～ 1.5cm 为止。

（2）分段灌注法 指在灌注模型时在印模的组织面灌注硬石膏或超硬石膏，其他部分灌注普通石膏。这种方法既可以保证模型工作面的强度和硬度，避免模型在义齿制作过程中发生磨损和损坏，又可以节约材料，降低成本。操作时须在硬石膏或超硬石膏未完全凝固前灌注普通石膏，以免两种模型材料分离。

2. 灌注模型的注意事项

（1）沿一定方向一小份一小份灌入，防止空气无法排出而形成气泡。

（2）模型的远中部分石膏一定要足够。

（3）放置时将远中垫起，防止印模材接触台面变形。

考点提示 ▶ 模型的灌注方法和注意事项。

二、模型消毒

（一）脱模

虽然不同的模型材料有不同的固化时间，但模型灌注后都必须静置至少 1 小时，待模型材料固化达到一定的强度后方可脱模。脱模前用工具刀去除托盘周围多余的石膏，使托盘和印模的边缘不被石膏包绕，不同的印膜材采用不同的方法脱模。弹性印膜材印模脱模时一手握住模型底座，一手持托盘，小心的顺牙长轴方向轻轻将印模松动后取下，分离出模型。印模膏印模脱模时，先去掉托盘，放入 55 ~ 60℃的热水中，待印模膏软化后再脱模。

（二）模型消毒

目前，模型消毒的方法包括化学试剂浸泡法、喷雾法、熏蒸法、微波、紫外线消毒法以及臭氧消毒法和模型材料添加消毒剂的方法。由于石膏模型和代型须保持精确的形状和强度，因而对于模型消毒方法的选择，不仅要考虑消毒方法的杀菌效果，还要考虑其对模型的精度和表面物理性能的影响。因此消毒方法选择不当会影响模型的强度和精度，这为模型的消毒带来一定的困难。

1. 浸泡 / 喷雾消毒

使用消毒剂喷雾或浸泡石膏模型进行消毒的方法得到广泛应用和认可。常规流程是：流水冲洗──浸泡/喷雾──流水冲洗。

近年来的研究表明，浸泡消毒可导致模型变形，并使模型表面侵蚀，强度降低，最终影响修复体制作质量。喷雾消毒，由于模型表面结构复杂，很难消毒完全。

2. 熏蒸消毒法

常用的熏蒸消毒剂有甲醛和戊二醛，醛类消毒剂容易气化，穿透力强，杀菌效率高，不仅能杀灭一般细菌，对芽孢亦有杀灭作用，属高效杀菌剂，且对模型影响极小。但是醛类消毒剂的组织毒性和刺激性都很大，操作时需要做好个人防护。

3. 微波消毒法

微波是一种独特的加热技术，受高频电的作用，分子被激发旋转振动，被消毒的物质里外一起加热。其特点是快速而均匀的升温，瞬间可达到高温，从而达到消毒灭菌的目的。但是微波加热对模型的精度和物理性能的影响还有待于进一步的研究。

4. 臭氧消毒法

臭氧是一种广谱杀菌剂，可杀灭细菌繁殖体、芽孢、病毒和真菌等。采用臭氧消毒杀菌机对模型进行消毒必须有足够的消毒时间。研究表明，30 分钟的消毒处理可以达到可靠的消毒效果，并且在有效的杀菌时间内，不会对模型的精度和强度产生影响。

5. 紫外线消毒法

利用紫外灯产生紫外线来消毒，具有广谱、便捷、有效的灭菌特点。对模型的精度和物理性能没有影响。且该方法对操作者无损害、清洁、无污染。但是，由于模型的外形不规则，表面结构复杂，因此常常照射不全，影响消毒效果。另外，传统的紫外线消毒方法耗时较长，不利于提高工作效率。

上述方法是目前石膏模型消毒中较常用的方法。现在很多义齿加工厂在实际操作过程中，既不影响模型精度又能达到更好的消毒效果，常采取几种方法联合应用：定制专用的消毒柜，在臭氧环境下进行紫外线照射，既消毒效果好，又可根据需要选择消毒时间。这是一种值得推广的方法，但要注意操作安全，严格按照厂家提供的操作规程进行操作。

考点提示 ▶ 模型的消毒方法。

三、修整模型

工作模型刚脱出时，石膏未达到最大结固强度，比较松软，利于修整。脱模后应及时去除模型周围多余的部分，用模型刀修去咬合障碍和黏膜反折处的边缘。并用石膏模型修整机将模型底部磨平使其与𬌗平面平行（图 3-2），同时保证基牙颈缘线至基底面的高度为 1.0 ~ 1.5cm，修整模型边沿使其与基底面垂直并与基牙轴面有 3 ~ 5mm 距离（图 3-3）。

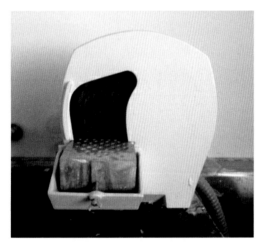

图 3-2　石膏模型修整机

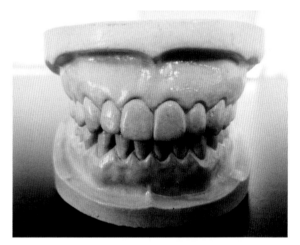

图 3-3　修整后的石膏模型

第三节　代型制备与修整

制作固定修复体除极少部分如𬌗面嵌体、桩核熔模可以在口内直接完成外，其他固定修复体都需要在能正确表现基牙、牙列、缺隙及周围软组织状态的工作模型上制作，而其上的代型则是精确反映被预备牙齿形态的复制品。

一、模型处理

可卸代型是指将需要制作熔模的预备牙模型能从整体的牙列模型上分离取下的模型。利用可卸代型制作熔模具有视野清楚，操作方便，能较好地恢复邻接关系及龈缘密合度（图 3-4）。

制作可卸代型的方法有多种，如工作模型打孔加钉技术、分段牙列模型技术、灌注工作模型直接加钉技术、Di-Lok 牙托技术等。目前常用的方法是工作模型打孔加钉技术。

扫码"看一看"

（一）模型修整

用石膏模型修整机修整模型底部（图3-5），使其到基牙颈缘的高度为7～8mm，再用舌侧模型修整机修整模型舌侧（图3-6），使模型成马蹄形（图3-7）。

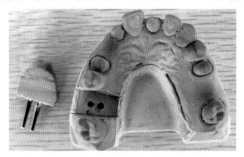

图3-4　可卸代型

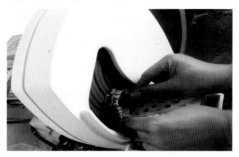

图3-5　修整模型底部

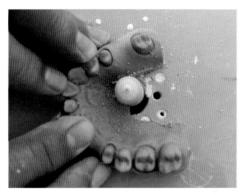

图3-6　修整模型舌侧

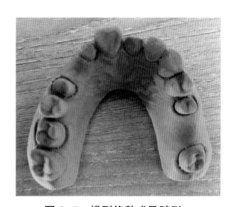

图3-7　模型修整成马蹄形

考点提示　模型修整成马蹄形。

（二）形成复位钉孔及固位钉孔

打孔既可以采用打磨机打孔，也可以采用激光打孔机打孔，目前较多采用激光打孔机打孔。方法如下：打开激光打孔机电源开关，将模型置于打孔机的平台上，将复位钉所在的位置对准定位灯，两手紧握工作模型，将工作平台向下按，模型在随工作平台下按时，接触快速转动的打孔钻，形成所需的孔（图3-8）。要求孔位于基牙近远中径和颊舌径的中心点，孔壁与模型底面垂直。

复位钉的种类、型号较多，采用双复位钉和附有塑胶外套管的单复位钉效果较好。若采用双复位钉形式，则需颊舌侧平行打孔；采用常规型单复位钉形式时，为防止可卸代型移动或转动，须在模型底面以复位钉孔为中心向四周做"十"字形辅助沟槽（图3-9和图3-10），同时在钉孔唇舌侧的模型底面上用球钻磨出复位标志，其他余留牙底面做固位沟槽。

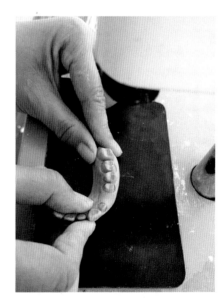

图3-8　激光打孔机打孔

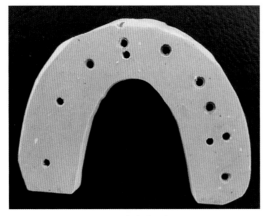

图 3-9　双复位钉孔

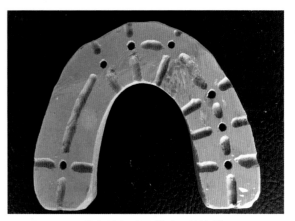

图 3-10　单复位钉孔及辅助固位沟槽

（三）粘固复位钉及固定装置

所有孔打好后，用气枪吹净孔内的粉末，用 502 胶加硬质石膏粉将复位钉及固位装置粘固于孔内（图 3-11）。

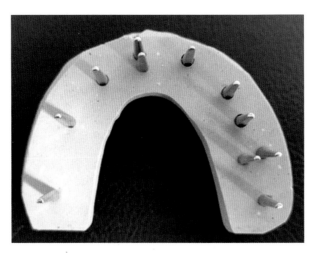

图 3-11　粘固复位钉

（四）加模型底座

待粘固复位钉及固定装置的 502 胶完全凝固后，用红色铅笔在工作模型基牙两侧画出模型切割导线，注意切割导线应与牙长轴平行，与石膏底面垂直。在模型底面涂石膏模型分离剂，以便于分离。根据工作模型基底面的大小选择合适的橡皮底座。将调拌好的适量硬质石膏，在振荡器震荡下沿盒沿注入模型底座盒中，直至与盒沿相平，再取少量石膏糊剂，加到工作模型底部，确保模型底部与底座石膏之间无间隙或气泡，然后将工作模型压入模型底座盒中，使复位钉接触最底部。要求：模型中线与底座盒中线对准，模型𬌗平面与底座平行；去除多余石膏，充分暴露模型（图 3-12）。

二、代型分割

（一）代型切割

待模型底座石膏完全凝固后，将模型从底座盒中脱出，用 0.2mm 厚的"U"型石膏分离锯沿切割导线向下锯开，直至锯透工作模型为止（图 3-13）。切割时模型不可太湿，以免粘锯，锯缝要窄，两边的分割线应相互平行，避免损伤基牙或邻牙。

30

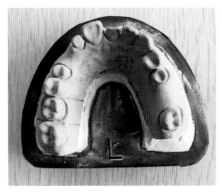

图 3-12　加模型底座

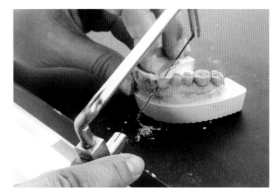

图 3-13　分割模型

考点提示　代型切割时要锯透工作模型。

（二）代型分离

用蜡雕刀将模型底部复位钉上附着的底座石膏材料去除，充分暴露复位钉末端，再用蜡雕刀的另一端施力于复位钉末端，将代型连同复位钉从模型上分离出来。

知识拓展

Di-Lok 牙托技术制作可卸代型

Di-Lok 技术是利用代型锁盒进行代型分离和复位的技术。首先将灌注好的工作模型修整成马蹄形，并在模型的唇颊、舌面用球钻磨出复位沟槽，保证模型与底座石膏不分离。用固位卡锁紧 Di-Lok 盒防止其在灌注石膏时变形，灌入调拌好的石膏，并将工作模型埋入，去除多余的石膏，清理表面。待 Di-Lok 盒中石膏硬固后取下锁紧 Di-Lok 盒的固位卡，用小锤轻敲，使模型与 Di-Lok 盒分离，这样灌出的模型侧面与底座盒的侧壁之间有相互嵌合的沟槽，保证模型、代型准确复位，用"U"形锯分割模型，修整代型。

三、代型修整与涂布间隙涂料

（一）代型修整

模型分割后代型周围仍留有牙龈组织，边缘线暴露不彻底，这样会影响蜡型的制作，进而影响修复体的精度和密合度。因此必须修整代型，使预备体的边缘形态准确清晰地显露出来。

由于边缘线的重要性和技术要求，所有相关操作都要在 8 倍以上放大镜下完成。具体操作如下。

1. 边缘线龈方的修整

用桃形钨钢钻在游离龈根方约 5mm 处磨出一条水平沟，然后用粗粒的球形钨钢磨头，在 8 倍放大镜下由外向内对模型进行修整。在靠近边缘线的区域，换上更精细的钻头进行修整，并提高放大镜倍数，以保证边缘线龈方的牙体组织不被破坏（图 3-14）。

2. 边缘线的分离

边缘线的分离是代型修整阶段的重中之重，操作者必须全神贯注，要使用放大镜和更加精细的手机，避免出现错误导致修复体制作失败。同时需使用高速吸尘器，以保证操作区视野清晰，使用高压空气喷吹边缘区的杂质和磨屑，不要用手或者其他器械清理，以免损伤边缘区。

3. 边缘区的确认和标记

通过上面两个阶段的精细操作，基本可以确定预备体代型的边缘线。用直径 0.3 ~ 0.5mm 的蜡笔，在放大镜下标记出边缘线的位置（图 3-15）。在蜡型制作以及修复体试戴时，都不能越过该标记线。

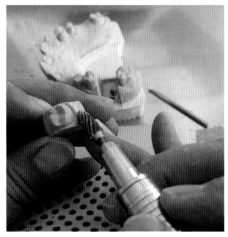 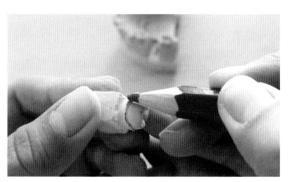

图 3-14　修整代型颈缘　　　　　　　　图 3-15　标记边缘线

考点提示　边缘线龈方修整、边缘线的分离及标记。

（二）涂布间隙涂料

代型修整完成后，在颈缘线区涂布模型强化剂以保护颈缘。并在代型表面涂间隙涂料，其目的是补偿铸造合金的凝固收缩，有利于修复体完成后能顺利就位，同时给粘接剂预留一定空间。

1. 涂布方法

涂布前摇匀涂料瓶，用小毛笔蘸少量涂料从距代型颈缘线 0.5 ~ 1.0mm 开始向𬌗方均匀涂布，四面涂完后，𬌗面再按一个方向涂布，使得整个牙冠表面涂上一层光滑、均匀、完整的间隙涂料。

2. 涂布要求

涂布过程中，切忌反复涂擦，以免造成间隙薄厚不均或在窝沟处堆积，影响修复体质量。理想厚度为 20 ~ 30μm，一般涂布 2 次可得，若涂料较黏稠也可涂布一次。为保证固定修复体边缘的密合，在代型颈缘线

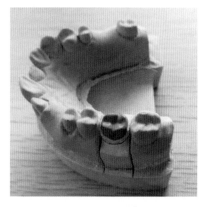

图 3-16　代型复位

0.5 ~ 1.0mm 内不涂布间隙涂料。待间隙涂料干燥后，即可将可卸代型准确复位（图 3-16）。

考点提示 间隙涂料的涂布方法和涂布要求。

四、确定颌位关系和上𬌗架

（一）确定𬌗关系的方法

恢复正确的咬合关系是修复体行使正常功能的先决条件。要在模型上制作出合格的修复体，必须在模型和𬌗架上准确地反映出上下颌牙列之间的咬合关系。由于缺失牙的部位和数目不同，确定颌位关系的难易程度和操作方法也不同，制作固定修复体主要用下面两种方法。

1. **在模型上利用余留牙确定上下颌牙的𬌗关系**

此法简单易行，适用于少数牙缺失，余留牙的上下𬌗关系正常者。将上下颌模型相对咬合，即能看清楚上下颌牙的位置关系，用铅笔在模型的相关位置画线，便于制作过程中对位参考。

2. **利用蜡或硅橡胶记录确定上下颌关系**

口腔内缺失牙不多，但在模型上很难确定准确的𬌗关系者，可以采用蜡或硅橡胶记录确定。将 1 ~ 2 层宽约 1cm 的软蜡片或硅橡胶，置于患者口内下颌牙列咬合面，嘱其作正中咬合，校正无误后待其变硬，从口内取出后放在模型上，对好上下颌模型，即可获得正确的颌位关系。

（二）上𬌗架

确定好颌位关系后，即可准备上𬌗架，𬌗架是一种用于固定上下颌模型颌位关系的器械。临床常用的𬌗架分为两种：一种为可调式𬌗架，它能模拟人体的前伸、侧方及开闭口运动；另一种为简单𬌗架，只能做开闭口运动。制作固定修复体上简单𬌗架即可（图 3-17）。上𬌗架时先用水将模型浸湿，然后将上下颌模型与𬌗记录固定在一起，调拌石膏将模型固定在𬌗架上，先固定下颌，使下颌𬌗平面平行于地平面，后固定上颌。注意模型应位

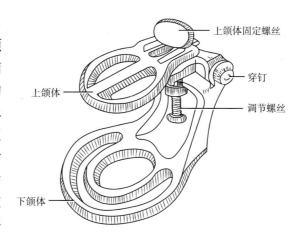

上颌体固定螺丝

穿钉

调节螺丝

上颌体

下颌体

图 3-17 简单𬌗架

于𬌗架中心，可卸式模型上𬌗架前底部复位钉孔需先遮住（纸板），以免复位钉孔灌入石膏，致使可卸代型难以取下。

第四节 固定修复体制作过程中常见模型问题及处理

一、模型变形

模型变形是修复体制作过程中的常见问题。引起模型变形的原因主要有下面几种。

（一）印模变形

1. 印模与托盘分离

主要是因为印模在口内取出时方法不当所致。由于印膜材料在口内固化后与口腔黏膜有很强的吸附力，如果强行取出很容易出现印模与托盘分离的现象，因此灌制的模型就会出现变形。此外，印模灌制时震动过猛也会导致印模与托盘不同程度的分离，从而导致模型变形。临床上较常见的是印模后部与托盘分离。

2. 印模收缩

水胶体弹性印模材制取的印模如不及时灌注易在空气中失去水分而引起体积收缩，从而导致模型变形。因此印模取出后应及时灌模，避免印模收缩。

（二）印模灌注和脱模方法不当

1. 模型材料尚未完全凝固即脱模亦可引起模型变形。不同的模型材料有不同的固化时间（室温下普通石膏约 30min，超硬石膏约 60min），因此掌握好脱模时机也是防止模型变形的重要环节。

2. 模型放置过久，也可能因脱水或受潮而变形。

精准的模型是制作合格的固定修复体的基础，因此如果出现模型变形，无论何种原因，原则上均须重新制取。

二、模型出现气泡

在翻制模型过程中出现气泡的主要原因如下。

1. 模型材料的水粉比例不当或调拌不均匀。

2. 灌模前印模内的唾液或食物残渣未冲洗干净。

3. 灌模时操作不当，没有按由一端向另一端推进灌模原则操作或震动强度不够，印模与模型材料之间的气泡未被排出。

4. 一次堆放的石膏量太多，以致不能流满细小的转角处，如牙尖、切角及肩台等部位。

5. 加成型硅橡胶印模未经放置即行灌模，造成印模材料表面与水发生反应产生的氢气储留于模型中或模型表面。

模型出现气泡的处理原则：非工作区的气泡可通过填补的方法解决，若工作区出现大气泡，组织解剖形态受到破坏，则应重新制取模型。

三、模型强度低

模型强度低，主要表现为用蜡刀轻轻地划刻模型表面即有模型材料脱落。在强度降低的模型上制作熔模，将影响修复体制作的质量。出现该问题的原因如下。

1. 模型材料本身强度较低

不同的材料有不同的抗压强度和抗弯强度，因此应根据不同的修复方法选择合适的模型材料，并保证所使用的模型材料质量合格。

2. 调拌模型材料时用水过多

不同的模型材料有各自的混水率，调拌时要严格控制水粉比，水量多则模型表面强度明显降低。

3. 在调拌模型材料过程中加水或石膏粉

调拌模型材料时，中途加水或粉会造成凝固反应，形成的结晶中心时间和数量不一致，形成不均匀的块状物，导致模型强度降低。此时应重新取量调和。

4. 搅拌速度过快、时间过长

搅拌速度不宜过快，否则会形成过多的结晶中心而导致石膏膨胀，造成强度下降。

5. 模型长期置于潮湿环境中使其表面潮解

模型在空气中放置过久容易吸潮，吸潮后强度和硬度降低，因此模型灌注后应尽快制作修复体。另外，在制作熔模前要在模型表面涂硬化剂。

如果发现模型表面强度降低，应重新制取模型。

四、模型表面不清晰

模型表面不清晰主要表现为模型表面不光滑、粗糙、基牙颈缘及解剖形态不清楚，并伴有小气泡、石膏瘤等。其可能的原因如下。

1. 印模制取不当

制取印模前基牙未进行有效的排龈，颈缘处未完全吹干，造成印模颈缘不清晰。

2. 印模质量不合格或材料选用不当

不同的印模材料性能不同，制取的印模清晰度不同，制取固定修复体印模最好选用清晰度更好的硅橡胶印模材料。

3. 材料使用不当

如水粉比不合适、搅拌方法不正确、硅橡胶印模材调和比例不当、灌注时机不当等。

4. 在调拌模型材料时水量偏少

水粉比例过低则石膏流动性小，难以复制口腔组织细微的解剖结构，模型脆性增大，表面粗糙。调拌模型材料时应严格控制水粉比。

5. 模型材料质量不合格

如出现模型表面不清晰的情况，应仔细分析原因后重新制取模型。

五、模型损伤

模型损伤主要是人为损伤。其原因主要如下。

1. 脱模方法不当

脱模方法不当会造成基牙折裂，因此，不同的印膜材料应采用不同的方法进行脱模。

2. 孤立牙折裂

对于存在孤立牙的印模，在灌注前应用木签等物插入孤立牙的阴模内，以加强其在脱模过程中的抗折能力。

3. 模型工作区断裂

修剪模型时操作不规范造成模型工作区断裂；修整模型时要小心谨慎，避免损伤基牙或造成模型断裂。

4. 制作熔模时损伤基牙

制作熔模时注意蜡刀的力度，防止蜡刀损伤模型表面。

5. 制作代型时损伤患牙和基牙

采用打孔加钉技术制作可卸代型时，应注意打孔的位置、方向及力度；在分离代型时石膏分离锯应沿殆龈方向平行锯下，同时注意不能损伤患牙和邻牙。

若模型损伤影响义齿的制作，必须重新制取模型。

本 章 小 结

　　口腔模型及可卸代型目前仍是口腔固定修复体制作的基础，模型代型的精准度直接影响修复体制作的质量。本章详细阐述口腔模型的类型、基本要求、灌注以及可卸代型的制作方法及步骤、要求。打孔加钉技术制作可卸代型为重点掌握内容。

习 题

扫码"练一练"

一、单项选择题

1. 修整模型时，要求模型牙列颈缘至底座的厚度是（　　　）

A. 1 ~ 2mm   B. 3 ~ 5mm

C. 5 ~ 8mm   D. 10 ~ 15mm

E. 15 ~ 20mm

2. 下列关于间隙涂料的说法错误的是（　　　）

A. 涂间隙涂料的目的是补偿铸造合金的冷却收缩

B. 涂间隙涂料的目的是给粘接剂预留一定的间隙

C. 在代型颈缘线冠方 0.5 ~ 1mm 以内不涂布

D. 厚度不限

E. 涂布过程中切忌反复涂擦

3. 固定修复体的代型涂布间隙涂料的理想厚度为（　　　）

A. 5 ~ 10μm   B. 10 ~ 15μm

C. 15 ~ 20μm   D. 20 ~ 30μm

E. 40 ~ 50μm

4. 下述关于分割模型的说法中，错误的是（　　　）

A. 底座灌注后，等石膏凝固达到一定强度后方可进行模型分割

B. 分割时切忌伤及基牙和邻牙

C. 分割时要锯到模型石膏和底座石膏分界线上方 5mm

D. 分割时模型不可太湿，以免粘锯

E. 用 0.2mm 厚的"U"型石膏锯分割线向下锯开

5. 下述关于代型修整中边缘线分离的说法中，错误的是（　　　）

A. 要使用放大镜和非常精细的手机进行操作

B. 需使用高速吸尘器，以保证操作区视野清晰

C. 用手或其他器械清除边缘区的杂质和磨屑

D. 边缘线的分离是代型修整阶段的重中之重，操作者须全神贯注

E. 使用高压气枪喷吹边缘区的杂质和磨屑

6. 种钉法可卸代型制作正确的是（　　　）

A. 修整后的工作模型底部到患牙颈缘的厚度应在 10mm 以上

B. 上颌模型不必修整成马蹄铁形

C. 钉孔应位于患牙近远中径的一侧

D. 使用常规型复位钉时，需在模型底部做"+"字型防转动沟槽

E. 双复位钉固位效果不良

7. 关于模型消毒，不正确的是（　　　）

A. 浸泡 / 喷雾消毒可能导致模型变形强度降低

B. 熏蒸消毒法消毒剂的组织毒性和刺激性较大

C. 臭氧消毒法须使用专用消毒机

D. 紫外线消毒法消毒效果最好

E. 几种方法联合应用消毒效果理想

8. 下述关于石膏使用方法错误的是（　　　）

A. 先将水放入橡皮碗内，再逐渐放入石膏粉

B. 石膏粉浸入水中后表面没有过多的水为准

C. 用振荡器或手振荡在印模内完成模型灌注

D. 调拌中发现水粉比例不合适时，立即加粉或水继续调和

E. 沿一个方向调拌石膏

9. 种钉法可卸代型制作，下述错误的说法是（　　　）

A. 修整模型时不要损伤基牙

B. 分离代型时应从模型底座底面钉尖处用器械顶出

C. 分割模型时分割线要直，尽可能相互平行

D. 锯模型时模型不可太湿，以免粘锯

E. 以上均不正确

10. 下列说法正确的是（　　　）

A. 普通石膏脱模时间比超硬石膏长

B. 印模与托盘分离要仔细粘好再用

C. 由一端向另一端推进灌模是防止气泡产生的措施

D. 灌模时尽量一次堆放的石膏多些，以防止产生气泡

E. 调和石膏时可加水或粉

11. 修整边缘线操作必须在（　　　）倍以上放大镜下进行

A. 2　　　　　　　B. 4　　　　　　　C. 6　　　　　　　D. 8　　　　　　　E. 10

12. 关于口腔模型的基本要求，下列哪一项不正确（　　　）

A. 模型要准确地反应口腔组织解剖的精细结构

B. 模型的边缘宽度以 1 ~ 2mm 为宜

C. 模型表面光滑，硬度高，能经受修复体制作时的磨损

D. 模型要有一定的形状和厚度

E. 模型表面光滑，易脱模

13. 制取口腔模型易出现的问题下列哪一项不正确（　　　）

A. 模型出现气泡　　　　　　　　　B. 模型变形

C. 模型表面硬度高　　　　　　　　D. 模型表面清晰度差

E. 模型损伤

14. 模型灌注后至少静置（　　　）后方可脱模

A. 30 min　　　　B. 1 h　　　　　C. 6 h　　　　　D. 12 h　　　　　E. 24h

15.下述关于石膏使用不正确的是（　　　）

A.先石膏后水　　　　　　　　　　　B.不能在调拌过程中再加水或石膏

C.应采用从印模高处流注法灌注　　　D.注意振荡排气

E.严格按照水粉比与调和时间进行操作

二、思考题

1.打孔加钉法制作可卸代型的操作步骤是什么？

2.间隙涂料的涂布方法和要求是什么？

（杜英慧）

第四章

熔模技术

知识目标

1. **掌握** 用间接法制作熔模的具体步骤及铸道的形成。
2. **熟悉** 常用蜡熔模的材料；烤瓷熔附金属修复体金属基底熔模的设计要求。
3. **了解** 熔模技术中常见问题及处理方法。

技能目标

能运用熔模技术独立制作各种合格的固定修复体熔模。

人文目标

具有较强的毅力，具有同他人建立良好合作与互助关系的意识。

熔模是用蜡或树脂等可熔性物质制作的铸件雏形。使用蜡制作的称为蜡型，用树脂类制作的称为树脂熔模，两者统称为熔模。熔模质量的好坏将直接关系到铸件的质量，因此，对熔模的要求非常高。

第一节　熔模材料

常用的熔模材料有铸造蜡、自凝树脂、光固化树脂。

一、铸造蜡

铸造蜡（图4-1）主要用于制作嵌体、冠修复体、固定桥等固定修复体的熔模。临床分为嵌体蜡和金属铸造支架蜡。

（一）嵌体蜡

嵌体蜡常用于嵌体的蜡型制作。嵌体蜡的主要组成是石蜡，并加入微晶石蜡、地蜡、棕榈蜡和蜂蜡等。由于Ⅰ型嵌体蜡较硬，常用于直接蜡型技术，可直接在患者口腔内制作蜡型；Ⅱ型嵌体蜡较软，常用于间接蜡型技术，即在代型上制作蜡型。

1. 应具备的条件

（1）加热软化后可塑成均匀整体而不出现鳞状或片状现象。

（2）热膨胀率小，可塑性强，易雕刻成型。

（3）熔化后挥发，无残渣。

（4）强度好，熔模在取出时不易变形。

2. 用法

操作时将蜡在火焰上匀速不间断的转动，使其均匀受热软化，成为软化一致的可塑体，再雕刻成型。切记不可放入热水中软化。理想的软化方式是将蜡放入恒温箱，使其能在恒温的条件下逐渐软化。

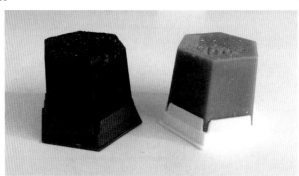

图 4-1 铸造蜡

（二）冠桥用蜡

包括用于冠桥修复体熔模制作的各种铸造蜡及用于研磨加工的特殊用蜡。

1. 颈部蜡 具有良好的可塑性且无应力，柔韧性好，体积稳定。用于修复体颈缘部分的熔模制作不会断裂和脱落，而且能保证颈缘的精确性。

2. 牙冠蜡 可分为内冠蜡和外冠蜡。内冠蜡质软，有弹性，流动性好；外冠蜡质较硬，堆筑后可快速硬化，具有良好的雕塑性，适合牙冠塑形。

3. 桥体蜡 一般为成品的桥体蜡熔模，有各种形状，各个牙位，各种规格的模型备选。

4. 研磨蜡 又称切削蜡，蜡质为中硬型蜡，专为用铣具及刮具进行机械加工而制。因其蜡质特性在平行研磨仪上加工时产生的蜡屑少，不易粘着器械，常用于附着体及套筒冠熔模的研磨加工。

5. 浸渍蜡 适用于电热浸蜡仪器，通过浸蜡的方法来制作牙冠熔模的专用蜡。蜡质硬度高，弹性大，成型性好，在 90℃的条件下，蜡浸渍层的厚度 0.3~0.5mm 之间。这一厚度可重复再现，帮助快速完成金属基底熔模的制作。成品为不同颜色的颗粒蜡，以便于添加熔蜡池中。

（三）蜡线条

用于制作熔模的铸道、夹持柄或是安插排气导线。根据需要选择合适型号（图 4-2）。

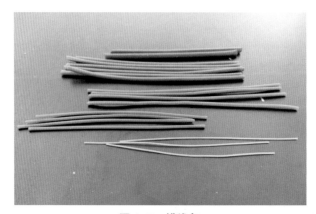

图 4-2 蜡线条

二、自凝树脂

自凝树脂即室温化学固化型聚甲基丙烯酸甲酯树脂。由牙托粉和牙托水组成。粉液比为 2 : 1（重量比）或 5 : 3（体积比）。

1. 性能

硬度高，有一定的耐热性，易操作成型。

2. 用法

操作时，一般先将牙托水放入调杯内，再加入牙托粉，振荡后稍加调拌加盖放置，在 2.5min 内填塞加压。由于操作时间有限，选择合适的时间加压操作是熔模制作成功与否的关键。

三、光固化树脂

光固化树脂是一种需要特定的波长光照才能硬固的一种新材料。光照前是面团状可塑物，可直接在石膏模型上或口内塑形后经光照而固化。

1. 性能

（1）具有生物安全性、粘接性，硬度高，刚性大。

（2）由于光线穿透材料能力有限，光照固化深度有限定，一般复合树脂固化深度为 3mm。

2. 用法

可直接在窝洞内及周边部位或者工作模型相应位置涂布表面硬化剂，分次分层将光固化复合树脂塑性填压在相应位置，再分次光照固化。

第二节　熔模的制作

一、熔模制作前的准备

（一）检查修整代型

在制作熔模之前，要对代型进行检查和修整。首先检查代型的表面，不能有气泡、石膏瘤或者倒凹等，这些缺陷将导致制作好的熔模无法取下；然后检查代型的边缘，应该清晰、完整、没有菲边和悬突，如果缺陷位于代型边缘附近，就必须重新制取模型。

（二）涂布间隙涂料

涂布间隙涂料的目的是补偿铸造合金的冷却收缩，保证修复体粘固时顺利就位，同时可以预留出预备牙面和修复体之间的粘接间隙，使修复体粘接后不至于升高咬合。涂布间隙涂料适用于冠修复体的制作。

用法：先将涂料瓶摇匀，然后用小毛笔蘸取少量涂料，从距颈缘线0.5 ~ 1.0mm处开始向切端或𬌗面方向涂布，最后𬌗面要按照一个方向涂布，使得整个牙冠表面涂上一层光滑、完整、均匀的间隙涂料。

涂布过程中，切忌来回反复涂擦，以免间隙涂料薄厚不均匀，影响修复体就位。目前公认理想的厚度为 20 ~ 30μm。为了保证修复体边缘的密合性，在靠近颈缘处要预留出约

0.5 ~ 1.0mm 的未涂区域。

（三）标记边缘

用彩色的铅笔描绘出清晰的代型边缘，并用502胶水封闭边缘线。这种操作可以使技师在操作时清晰地辨认代型边缘，有助于制作出理想的熔模边缘。封闭边缘线的目的是防止在操作过程中磨损边缘线，导致边缘位置不清楚。做标记时不要使用笔尖位置，而是使铅笔倾斜约45°，用笔的侧面在肩台边缘做描记；另外，铅笔的颜色要与所用蜡的颜色有鲜明的对比，有助于确认熔模边缘是否密合。

（四）涂布分离剂

如果直接在干燥的代型上加蜡，融化的蜡液会渗入到代型石膏内，从而影响熔模的顺利取下。因此，为了方便代型与熔模的分离，在上蜡前必须先在石膏代型上均匀涂布一层分离剂。分离剂在代型上形成一层薄膜，从而有利于熔模和代型的分离。涂布分离剂时注意一定要薄且均匀一致，还要涂布在邻牙及对颌牙上，以免熔模在模型上复位和确定咬合时粘接在邻牙和对颌牙上。

二、制作熔模的方法和器材

（一）制作熔模的方法

口腔固定修复体熔模的制作方法有直接法、间接法、间接直接法。

1. 直接法

直接法是在患者口腔内已经预备好的患牙上直接制作熔模的方法。优点是省略了制取印模、灌注工作模型、制作可卸式模型等操作步骤，程序简便，避免了因这些操作所造成的材料性、技术性的误差对铸件精确度的影响，从而可以确保熔模的准确。缺点是在患者口腔内进行操作的时间较长，可能会引起患者由于长时间张口所带来的不适感，技术操作难度较大。直接法制取熔模常用于嵌体以及桩核等的制作，由医师在临床直接操作完成。

2. 间接法

是通过取印模和灌注模型，将预备后的患牙和它的咬合关系、邻接关系，通过记录，转移到口外，在模型或者代型上制作熔模。此法优点是：操作方便，不受空间和时间的限制，缩短椅旁时间，减少在患者口内的操作时间长所带来的不适感，和直接法相比，技术操作难度略低；便于建立正确的邻接关系，便于边缘修整；即使铸造失败，也不需要患者再次就诊，可重复制作。缺点是增加了取印模、制备工作模型等中间环节，可能会因为材料以及技术操作造成的误差，使熔模的精确度受到影响。随着印模及印模材料的性能的提高，只要操作者能够正确操作，间接法完全能制作出高质量的熔模。间接法制取熔模一般在技工室完成，适用于各类修复体熔模的制作，是目前制作熔模最常用的方法。

3. 间接直接法

此法是间接法和直接法结合运用的制作方法。即先用间接法制取熔模，然后在患者口腔内试戴，检查熔模与患牙或者基牙的密合度、边缘的完整性、咬合关系及邻接关系。发现不足之处可以及时加以修改，直到完全合适后再进行包埋铸造。优点是能够及时发现熔模的不足之处，避免不必要的浪费。缺点是增加患者就诊次数和中间环节，给患者带来不便。一般间接直接法的熔模多采用树脂制作，由于其强度大，在口内试合时不会发生变形或者断裂，便于取戴。

扫码"学一学"

（二）制作熔模的常用器械

制作蜡熔模的常用器械有熔蜡器械和雕蜡器械。

1. 熔蜡器械

熔蜡器械有酒精灯、煤气灯、电热熔蜡器（图4-3）等。

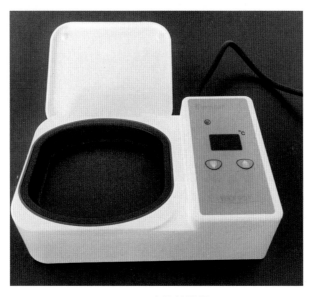

图 4-3 电热熔蜡器

2. 雕蜡器械

雕蜡器械根据用途分为加蜡器、雕刻器和抛光器3种。目前最常使用的是P.K. Thomas设计的PKT系列工具。其中1号和2号是加蜡器。1号较粗，加蜡量多时使用；2号较细，加蜡量少时使用。3号是抛光器，可用于咬合面的修整；4号和5号是雕刻器，用于熔模的雕刻成型。除此之外，当需要添加大量的蜡时可使用7号蜡勺（图4-4）。

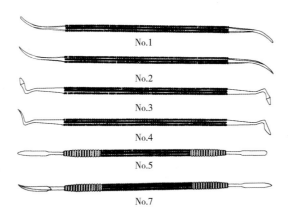

图 4-4 PKE 系列雕蜡工具

3. 电蜡刀

目前常用的一类电热熔模器械，俗称电蜡刀（图4-5），可以准确地控制蜡的温度，便于操作，又可避免火焰加热温度过高导致蜡炭化。

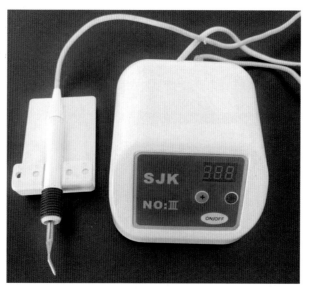

图4-5 电蜡刀

（三）制作蜡熔模的注意事项

1.用于制作熔模的蜡应该按要求使用嵌体蜡或者铸造专用蜡。

2.使用的蜡不能被污染，不能与其他蜡混合使用。

3.加蜡温度不宜过高，以恰好熔融为准；修改时雕刻器的温度也不宜过高，以免产生内应力导致静蠕变更大。

4.熔模应有一定厚度并且要均匀一致，避免局部过薄或者出现菲边，以免冷凝后收缩不一致，导致熔模变形或铸造不全。

5.蜡熔模应与基牙或者患牙代型完全密合，没有空隙，没有缺陷。

6.熔模取下后检查是否完整无缺陷后，须重新复位于模型上，再次检查咬合、边缘、邻面接触关系等是否按照要求制作。

7.为了避免蜡熔模变形，制作后应尽快包埋。

三、固定修复体蜡熔模的制作

（一）嵌体熔模的制作

首先在嵌体洞形边缘画出洞形边缘线，接着在洞内及邻牙涂布一薄层分离剂，并把多余分离剂吸干（图4-6）。然后用滴蜡器蘸取适量的嵌体蜡，加热到使蜡有适当的流动性，滴入洞型内，逐渐充满洞型的各个点线角处（图4-7），再逐步滴加直到整个洞型内充满嵌体蜡，最后根据咬合关系雕刻修整𬌗面的解剖形态。如果是邻𬌗嵌体，需要修整出正确的颊舌外展隙和邻间隙，并且要正确恢复与邻牙的邻接关系（图4-8）。注意，如果窝洞较大可能需要分层堆积，每次注入的蜡温度要比较高，以避免与前一层蜡形成间隙。

待咬合关系、邻接关系和解剖形态均准确无误后，按就位道的相反方向，小心将熔模从可卸代型上取下，检查熔模组织面是否清晰完整，洞缘密合情况及边缘完整情况，如有欠缺，则放回到模型上仔细修复直至符合要求。再将熔模准确复位于洞型内，保证边缘的密合。最后在光滑熔模表面安插铸道（图4-9），准备包埋。

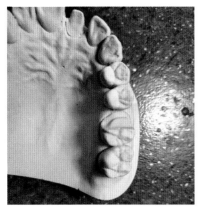

图 4-6　画出嵌体洞形边缘线

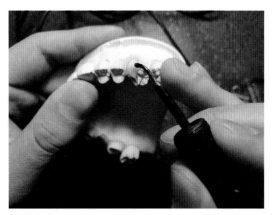

图 4-7　将蜡加热滴入洞形内

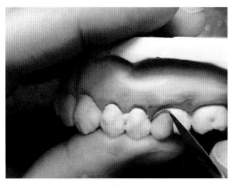

图 4-8　修整嵌体形态

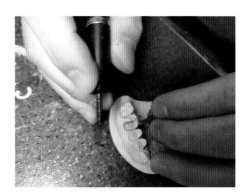

图 4-9　安插铸道

（二）桩核熔模的制作

随着口内治疗技术和修复技术的日益发展和完善，有许多过去认为无法修复保留的残根残冠，在经过治疗后能够得以保存，以桩冠和桩核冠修复后，能够很好地恢复缺损牙的形态和功能。目前铸造桩核的应用已经比较普遍，并出现了许多新设计形式，无论是前牙还是后牙修复，都可以通过制作铸造桩核作为桩冠的固位装置。

1. 制作前的准备

（1）检查模型　制作前应仔细检查工作模型上预备体根面边缘是否清晰，并修去多余的石膏结节；再检查根管内有无倒凹，是否光滑，有无残留印模材料等（图 4-10）。

（2）涂布分离剂　上述检查都符合要求后，用小毛刷蘸取适量的分离剂均匀涂一薄层于模型表面及根管腔内（图 4-11）。

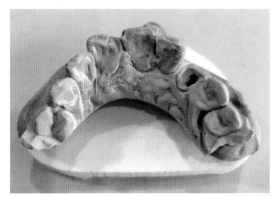

图 4-10　前牙桩核模型

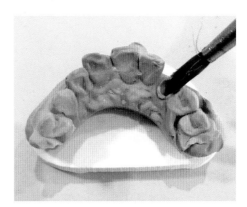

图 4-11　涂布分离剂

2. 制作方法和步骤

（1）前牙桩核熔模的制作

①根内段熔模的制作　根内段一般用滴蜡塑型法制作。首先用小号加热后的滴蜡器蘸取铸造蜡逐渐滴加至根管，直至滴满整个根管（图4-12），再用一段长于根管深度的烫热的不锈钢丝或大头钉插入根管中央直达预备根管的最底部（图4-13），使蜡熔化流动而与根管壁更加密合，以形成良好的桩内段熔模。

当根管内的蜡完全凝固后，沿着蜡桩长轴方向轻轻摇动钢丝将根内段的熔模取出。检查熔模表面是否完整充满根管，有无气泡，如不符合要求，应重新补蜡重塑，直至满意为止（图4-14）。

需要注意的是：烫蜡的温度不可过高，不锈钢丝的加热温度也不可过高，以免蜡过熔渗入石膏空隙内，导致熔模无法取出。还有插入的不锈钢丝不可过于偏向任何一侧，应位于根管中央略偏向唇侧，不要影响咬合。若过于偏向某一侧，将会与该侧根管距离过近，甚至会暴露于熔模以外，影响熔模的精确度，还会造成焙烧时不利于不锈钢丝的取出，从而破坏铸模腔或影响铸造后的桩核强度。

②根面熔模的制作　将制作好的根内熔模在根管内复位，以滴蜡塑型法制作根面熔模。取出检查，要求熔模与模型根面密合，各部分线角清晰，无缺损，与根内段衔接完好。

③根外段熔模的制作　再次在根面上涂布分离剂，将合乎要求的冠桩熔模在根管内复位，仍以滴蜡塑型法完成根外段冠核部分熔模的制作（图4-15，图4-16）。

应注意制作的冠核熔模在各个方面都要预留以后制作外冠所需的空间（图4-17）；制作出的熔模外形应与将要制作的修复体所需的牙体预备外形一致，并且要考虑其在牙列中的位置。

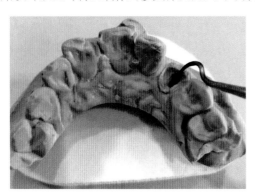

图 4-12　根管内滴蜡

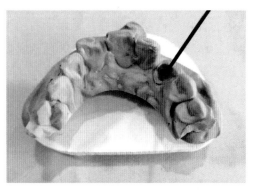

图 4-13　将烧热的不锈钢丝插入根管

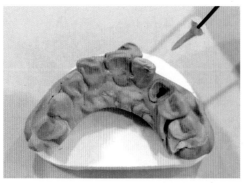

图 4-14　完成根内段熔模

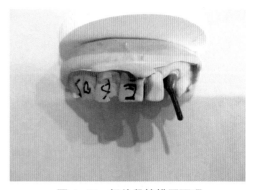

图 4-15　根外段熔模唇面观

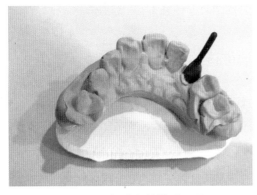

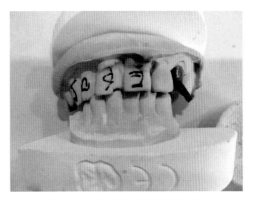

图 4-16 根外段熔模舌面观　　　　　图 4-17 检查与对颌咬合关系

（2）后牙桩核熔模的制作　后牙桩核制作通常会有两个或两个以上的根管，而两个根管间相互不平行，没有共同就位道，因此后牙桩核熔模多采用分段制作的方法，使两者形成精密匹配的关系。而此种桩核常被称为分裂桩或组合桩。一般来讲，对于上颌磨牙而言，两个颊侧根管较细，预备的也常常较浅，比较容易取得共同就位道，而腭侧根管长而粗，角度也大，不易与颊侧根管取得共同就位道，常与颊侧两根管内的桩分开制作；对于下颌磨牙而言，近中可能有一个或两个根管，一般也较细短，易取得共同就位道，远中根管较粗长，不易与近中根管取得共同就位道，常与近中根管的桩分开制作。所以不论上牙还是下牙，一般就是两个就位方向，分别制作这两个部分即可。

下面介绍两种常见的分裂桩熔模的制作方法。

①分裂桩（或分体桩）　先制作一个就位方向的根内段桩核熔模，与前牙桩核熔模的制作方法相同。然后制作根面和根外段熔模。此处需要注意的是根外段只制作一部分，在对着另一个根管口的部位将蜡型切出一个向𬌗面方向聚拢而且平直的清晰的斜面。制作完成后要安插铸道，经过包埋、铸造完成之后在模型上就位，临时固定，再制作另一部分。这样两个部分共同形成一个后牙铸造桩核（图4-18）。

②插销式分裂桩　俗称"插销桩"。先制作一个根管内桩的熔模，通常是上颌腭侧根管或者下颌远中根管。制作时要将根内段熔模以根管方向向根外段延伸，但不制作成根外冠核形态，只是根管形态向外的延伸，注意向外延伸时要逐渐加粗。制作完成后也要包埋铸造成金属桩，然后将此金属桩打磨修整后复位于模型上，临时固定。再制作出其他的根管内的桩熔模以及整个根外冠核熔模。制作完成后，要先将金属桩取下，才能将熔模取出，此时冠核部分是完整的，只是其中有一个桩的通道（图4-19）。

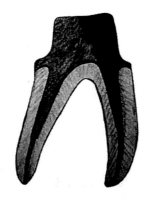

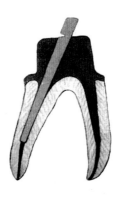

图 4-18 后牙分裂桩的熔模制作　　　图 4-19 后牙插销式分裂桩的熔模制作

知识拓展

临床常见的桩核

纤维桩，是一种新型的非金属复合牙科修复材料，常与树脂核与冠修复体共同使用来修复大面积牙体缺损。不含有金属，没有金属腐蚀性，具有良好的生物相容性，近年来在临床得到广泛应用。常用的有碳纤维桩、玻璃纤维桩等。

全瓷桩核，不具有金属腐蚀性，有良好的生物相容性与抗腐蚀性，更有其他材料无法比拟的光学特性，因此在临床上的应用越来越普遍。最常用的材料是氧化锆陶瓷。

（三）铸造全冠熔模的制作

1. 铸造全冠熔模的要求

（1）金属全冠常用于后牙牙体缺损的修复。除了要正确的恢复预备牙的解剖外形、邻接点，建立起良好的咬合关系，还要考虑患牙所承受的𬌗力等因素。

（2）龈边缘伸展要适当，整个熔模要求与预备牙完全密贴。

（3）熔模表面要高度光滑，雕刻完成后从代型上取下及包埋过程中不能变形。

2. 制作步骤

由于铸造金属全冠主要适用于修复后牙，下面就以磨牙为例，介绍铸造金属全冠的制作步骤。

（1）代型准备　在预备牙代型牙冠表面和邻牙表面及对颌牙表面涂布分离剂，以便制作完成的熔模能够顺利从代型上取下。

扫码"看一看"

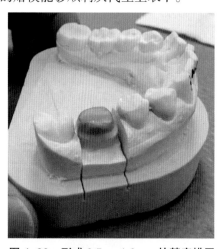

图 4-20　形成 0.5 ~ 1.0mm 的基底蜡层

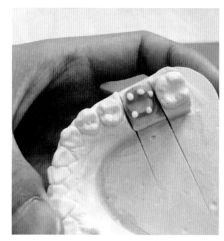

图 4-21　确定牙尖蜡锥𬌗面观

（2）形成基底蜡层　铸造金属全冠的蜡型制作方法较多，临床上常用压接法、浸蜡液法、滴蜡法 3 种，可以根据技师的个人习惯和条件，选择一种，形成厚度约 0.5 ~ 1.0mm 的基底蜡层（图 4-20）。

（3）𬌗面加蜡　主要是形成牙冠𬌗面形态。确定牙尖的位置和高度，形成𬌗面边缘嵴。

①确定支持牙尖：首先确定中央窝相对的支持牙尖，上颌磨牙为近中舌尖，下颌磨牙为远中颊尖，确定位置，滴蜡形成蜡锥；然后确认第二支持尖，用同样的方法形成蜡锥

（图4-21）。

②确定中央窝位置：加蜡形成与对颌牙功能尖的接触关系，中央窝应包围对颌牙功能尖。

③构筑非支持尖：根据邻牙和对颌牙的解剖形态先确定位置，再加蜡塑形，完成之后确认与对颌牙有功能接触。

④滴蜡形成𬌗面边缘嵴：加蜡形成各牙尖的牙尖嵴，最后形成边缘嵴（图4-22）。

（4）颊舌面加蜡　以对侧同名牙及邻牙为参照，恢复牙冠颊舌面的外形高点、凸度和牙冠长度，使修复体具有自洁作用，有利于食物对牙龈产生生理性刺激，促进牙龈健康。颊舌面外形应与邻牙一致，通常下颌磨牙颊面外形高点在颈1/3处，舌侧在中1/3处。上颌磨牙颊面外形高点在颈1/3处，舌侧在中1/3处。

①颊轴嵴的形成：在颊面根据牙位在颊尖的位置滴蜡形成颊轴嵴，确定颊面外形高点（图4-23）。

②舌轴嵴的形成：在舌面用同样的方法形成舌轴嵴，确定舌面外形高点（图4-24）。

③完成颊舌面形态：在颊舌面其他部位加蜡，形成颊舌沟和颊舌外展隙，完成颊舌面外形（图4-25）。

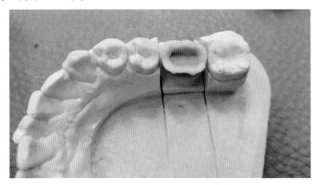

图4-22　滴蜡形成𬌗面边缘嵴

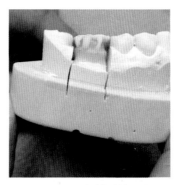

图4-23　颊轴嵴的形成

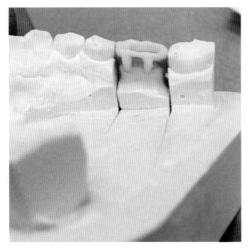

图4-24　舌轴嵴的形成

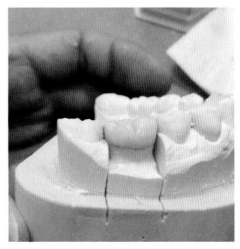

图4-25　颊面形态

（5）邻面加蜡　在颊舌面加蜡的基础上恢复邻接区，形成正确的颊、舌𬌗外展隙和临间隙，以防止食物嵌塞，有利于食物排溢，维护牙龈乳头的健康。

在邻面加蜡前要确认邻接区的大小和位置。接触区位置要适当，大小合适。位置不当会导致食物嵌塞。接触区过小不利于修复体的稳定，导致牙齿移位；接触区过大也不利于清洁，容易造成菌斑堆积而引发牙周疾病。邻间隙位于邻接点以下，此区域的修复体邻面应为平面形或者微凹形，熔模表面和牙体颈缘以及牙根表面形态应为连续一致的，为游离龈提供足够空间。

完成𬌗面形态：加蜡形成三角嵴和各窝沟点隙，根据咬合关系，做相应修整，完成𬌗面外形（图4-26，图4-27）。

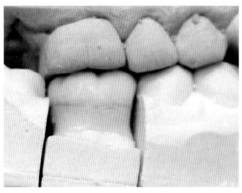

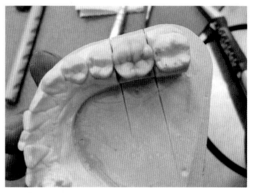

图4-26　检查和调整咬合关系　　　　图4-27　完成𬌗面形态

（6）颈缘重塑　铸造金属全冠的颈部形态、长度、密合性等都关系到修复体完成后就位、固位和稳定，以及对牙龈的保健。经过各个面的加蜡后，颈部初步形成，为了提高熔模边缘的密合度和精确度，需要对蜡型颈部进一步的处理。方法是：将熔模重新复位，将雕刻刀稍微加热，沿牙冠颈缘已经形成的颈部蜡切去1.0～2.0mm（图4-28），再重新涂一薄层分离剂，加蜡充满整个代型颈部（图4-29），并延长0.5～1.0mm。待蜡冷却后用雕刻刀修去多余部分（图4-30）。

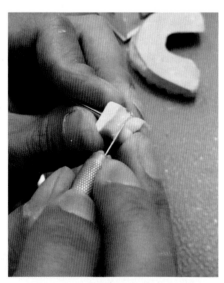

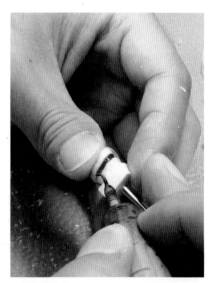

图4-28　颈部蜡切去1.0～2.0mm　　　图4-29　加蜡充满整个代型颈部

（7）表面修饰　将完成后的熔模从代型上取下，在放大镜下观察其内壁是否完整，薄厚是否合适，检查边缘密合度应从根方向𬌗方观察。再把熔模复位于代型上，检查边缘长短、密合程度、咬合关系和邻接关系，都符合要求后将整个熔模表面用小棉球擦光。此时花几分钟仔细擦光可以节省后期铸件抛光的时间。特别注意不能伤及接触区位置。

（8）安插铸道　常规方法安插铸道准备包埋（图4-31）。

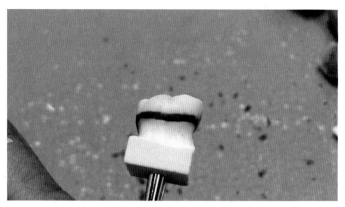

图 4-30　完成颈缘重塑

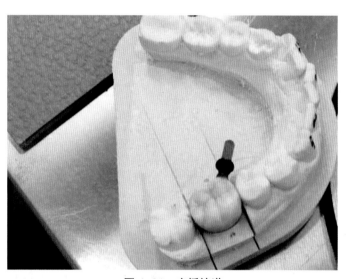

图 4-31　安插铸道

（四）PFM 金属基底熔模的制作

1. 金属基底的设计

烤瓷熔附金属基底冠是通过铸造完成的。因此，要先在代型上形成金属冠基底熔模，再通过包埋铸造工艺完成，因此熔模的合理设计与精确制作是烤瓷熔附金属修复体成功的重要因素之一。

临床设计烤瓷熔附金属修复体有两种形式：全瓷覆盖和部分瓷覆盖。全瓷覆盖型为瓷层覆盖全部金属基底表面；部分瓷覆盖型为金属基底唇颊面用瓷层覆盖，而殆面或者舌面只少量覆盖，暴露大部分金属。

（1）金属基底的基本要求　金属基底的作用是帮助瓷层承受咬合压力，防止在受力时发生碎裂。同时还要考虑到颈部美观和金瓷结合等多方面问题，因此设计时需要符合以下条件。

①金属表面呈光滑曲面，无锐角、锐边，以免应力集中而导致瓷裂。

②尽可能设计成全瓷覆盖形式。

③保证瓷层厚度均匀一致，避免瓷层过厚、过薄而造成的瓷裂。

④金-瓷交界形式保证金属具有合适的支撑面积，使金-瓷呈对接形式。

⑤金-瓷交界是修复体的薄弱区域，因此金-瓷结合部应该避免设计在咬合接触区。

⑥金属基底应保持一定的厚度，厚度最少为 0.3mm。由于咀嚼过程中瓷层要承受拉伸和剪切的力量，如果金属基底过薄，在承受咬合力时容易发生复合应力。因此，在全瓷覆

盖型前牙的舌侧和磨牙的𬌗面，应尽可能保证金属基底的厚度。

（2）前牙金属基底冠的设计　尽可能设计成全瓷覆盖型，若在舌侧无法获得足够的间隙时，则只能设计为部分瓷覆盖形式。

①当正中𬌗有一定的咬合间隙而非正中𬌗有咬合接触时，金－瓷交界线可设计在非正中𬌗咬合接触区以外的部分。

②当前伸𬌗仅在切端有接触时，金－瓷交界线可设计在切1/3至颈缘的任意部位，前牙腭侧以金属与对颌牙相接触。

③当前伸𬌗从切端至中1/3都有接触，金－瓷交界线的设置区域相对小一些，可设计在中1/3至颈部。

④当前伸𬌗的接触区为中1/3至颈部，可将金－瓷交界线设计在中1/3至切端，上前牙腭侧以金属与对颌牙相接触。

⑤邻接面通常是用瓷来恢复，因此金－瓷交界线应设计在邻接点舌侧至少1mm处，如果瓷的厚度无法保证时，可将咬合接触区用金属材料加以恢复。

（3）后牙金属基底冠的设计　设计原则与前牙基本相似，也是可以设计成全瓷覆盖型和部分瓷覆盖型。

瓷将颊、舌侧牙尖全部覆盖则可认为是全瓷覆盖型。在全瓷覆盖设计时，如果瓷层过厚，𬌗面中央功能尖处易发生应力集中，出现裂纹或破裂。

部分瓷覆盖设计中，由于咬合面是金属，瓷内部发生应力折断的可能性将减少。设计时应尽量使用金属承受𬌗力，金－瓷交界线要避免设计在咬合接触区。

邻接面一般是用瓷来修复，因此邻面金－瓷交界线应避开邻接区而移行至𬌗面或舌面。在全瓷覆盖型设计中，邻面交界线应设计在邻接区以下1mm的位置上，形成对瓷有利的支持肩台，以提高强度。

（4）颈缘形态　烤瓷熔附金属修复体根据颈缘是否有金属外露可以分为金属边缘型、金－瓷边缘型和瓷边缘型。

①金属边缘型：修复体唇颊侧能见到金属基底形成的颈圈称为金属边缘型，优点是适合性好，边缘不易变形，但是由于金属外露，影响整体美观，因此只设计在后牙。

②金-瓷边缘型：这种设计是指金属基底在颈缘形成很薄的边缘，唇颊侧见不到金属，可以形成一个三角形边缘。优点是保证了边缘的强度，防止瓷折裂，能有效防止边缘部分暴露遮色瓷或者金属，比较美观且可使瓷层有充分的金属支撑，是目前采用最多的边缘设计。

③瓷边缘型：修复体颈缘的唇颊侧肩台处完全没有金属基底，而使用专用肩台瓷来恢复，避免了在颈部暴露金属和遮色瓷颜色，来确保修复体的美观。不足之处是在制作过程中需反复修改、烧结，强度和适合性不足。

2.熔模制作的要求

根据事先设计的全瓷覆盖或者部分瓷覆盖修复要求，决定熔模设计的形态。熔模应符合下列要求。

（1）熔模表面应光滑圆钝，不能有锐角锐边。

（2）熔模应有一定的厚度且均匀一致，尤其是轴面角和颈缘处。避免因瓷层过厚或过薄而造成的瓷裂和影响修复体色泽。

（3）熔模的内表面应光滑，无纹理，点线角清晰没有气泡。

（4）如果牙体有较大缺损，应在设计与制作蜡型时恢复缺损部分的形态，并预留出1.0～1.5mm的均匀瓷层厚度，瓷层局部不宜过厚，否则会造成因瓷体中心区排气差而产生气泡。

（5）如果是全瓷覆盖型，在金属与瓷衔接处应有明显的凹形肩台，肩台的内交界线应圆钝，外交界线应呈锐角，防止暴露遮色瓷。肩台的位置应设计在非咬合功能区，以防止瓷裂。

3. 熔模的制作方法

熔模的制作方法可采用滴蜡法、浸蜡法、回切法和压接法。

（1）滴蜡法 适用于全冠或部分冠蜡型的制作。用滴蜡器蘸取适量的熔蜡，逐步滴加到代型上，制作修复体熔模基底。需要注意的是在金–瓷交界处要形成明显的凹型肩台，邻面的金–瓷交界肩台应位于邻接点舌侧1.0mm处；舌面应根据咬合情况将金–瓷交界肩台放在合适位置，一定要避开咬合接触区。熔模的厚度也要均匀一致。

（2）浸蜡法 将石膏代型牙冠部快速浸入到熔化的蜡液中，然后缓慢取出，使代型表面形成一层薄而均匀的蜡膜，在代型尖端退出蜡池之前稍加停顿让多余的蜡滴走。可重复浸蜡，直至形成需要的厚度，控制在0.3～0.5mm，然后用滴蜡法形成熔模基底的其他部分，最后完成熔模的制作。

（3）回切法（开窗法） 首先用铸造蜡恢复要修复牙冠的最终外形，再按照金属基底修复体的要求，切除掉相当于瓷层厚度的蜡，最后完成熔模的制作。在回切时，应根据牙冠各面的要求制作出相应深度的回切引导沟，沿金–瓷交界位置逐渐推进，最终在熔模表面形成均匀一致的缓形曲面。

（4）压接法 将薄的铸造蜡片稍加热烤软，用手把蜡片均匀贴在代型牙冠上，再用加热后的滴蜡器将牙颈部的蜡片烫合，用熔蜡封闭颈缘部和蜡片对接处，并将多余的蜡片切掉。等熔模凝固后，小心地取下检查，再复位。

4. 熔模的制作步骤

现以滴蜡法和回切法为例，介绍前牙金属烤瓷冠熔模的制作步骤。

（1）滴蜡法制作熔模的步骤

①在代型牙冠表面和邻牙表面及对颌牙表面涂布分离剂（图4-32）。

②在代型表面用滴蜡器均匀的滴一层软蜡（此步骤也可用浸蜡法完成，图4-33）。

③再以冠桥用蜡形成0.5mm厚的帽状蜡型，要求薄厚均匀，舌侧及邻面舌侧1/2靠近颈部的非瓷覆盖区加厚，约0.7mm（图4-34）。

④金–瓷交界线的成型：舌侧及邻面舌1/2近颈部的金–瓷交界应形成连续的凹型肩台，舌侧交界线应避开咬合接触点，位于咬合接触点的龈方。

⑤边缘修整：取下熔模检查组织面是否完整，有无缺陷，薄厚是否均匀一致，再将其复位，在颈部1.0mm处用滴蜡器烫熔颈部蜡，使蜡与代型肩台密合，再加蜡直至边缘厚度合适，并适当向根方延伸。唇侧及邻面唇1/2的边缘应做成凹型，非瓷覆盖边缘做成刃状或者羽状。

⑥检查边缘的密合性，方法与铸造金属全冠熔模边缘的检查方法相同。最后精修、消除锐利的线角和棱角，光滑表面，取一小段长度为6mm直径0.5mm的蜡线条安放在舌侧颈缘处，作为铸造后上瓷时的夹持柄；

⑦安插铸道，准备包埋。

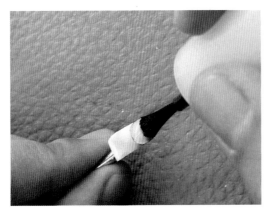

图 4-32　涂布分离剂

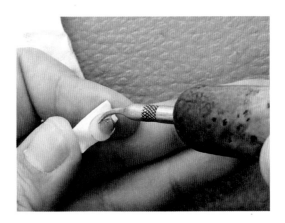

图 4-33　在代型表面滴一层软蜡

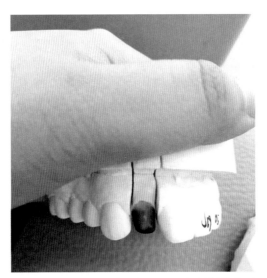

图 4-34　以冠桥用蜡形成 0.5mm 厚的帽状蜡型

（2）回切法制作熔模的步骤

①在代型牙冠表面和邻牙表面及对颌牙表面涂布分离剂。

②在代型表面用滴蜡器均匀的滴一层软蜡（此步骤也可用浸蜡法完成），然后用冠桥蜡，用滴蜡法完全恢复要修复的牙冠的解剖形态，同时恢复切端长度和正确的咬合关系，与铸造金属全冠熔模制作方法相同。

③根据设计的金-瓷交界线的位置，瓷层及基底的厚度，确定回切的范围和厚度，并通过与对颌模型的咬合关系进行确认。

④切端和𬌗面的回切：先在距切端1.5～2.0mm处标记回切线，与切缘平行，在近远中切角处形成相应的弧度；然后使用尖锐的蜡刀或者解剖刀去除多余的蜡，并与对侧同名牙比较，确认回切量正确。对于后牙𬌗面的回切，首先在四个轴面上标记出回切线，并与后牙的𬌗缘平行，然后用同样的方法去除多余的蜡。

⑤唇颊面的回切：在切端或𬌗面标记回切线，然后沿着唇颊轴面的弧度均匀去除一定厚度的蜡。回切时一般先在唇颊面标记出几条引导沟，类似于牙体预备，同时确定回切量，然后以引导沟为参考均匀去除唇颊侧的蜡。回切时要注意保持唇颊侧原有的弧度，切不可形成平面。初学者可在回切前先制作出硅橡胶罩面，以便在回切过程中随时参考对比。

⑥邻面回切：在唇颊面标出邻面回切的标记线，然后再进行回切。回切时应注意邻面

金–瓷交界的位置应在邻面接触点舌侧至少1mm处，回切至金–瓷交界处，要注意保持金–瓷交界肩台凹形形态。

⑦舌面的回切：对于全瓷覆盖的设计，舌面的回切与其他牙面一样，均匀切除瓷层所需厚度的蜡即可，但要在颈部形成金–瓷交界，并与邻面的金–瓷交界相连续。对于部分瓷覆盖的设计，则根据设计确定具体的回切部位。无论回切部位在哪里，都要使回切边缘即金–瓷交界与其他牙面的金–瓷交界相连续。

⑧边缘修整：可参照滴蜡法的边缘重塑及边缘修整，方法相同（图4–35，图4–36）。

⑨熔模的修整、抛光：将回切后点线角修整圆钝，完成金–瓷交界处凹型肩台形态（图4–37，图4–38）。

⑩安放上瓷用加持柄，安插铸道，准备包埋。

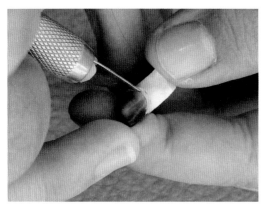

图4–35 颈部蜡切去 1.0 ~ 2.0mm

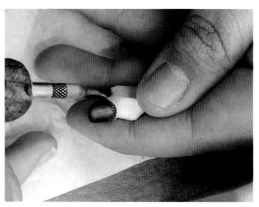

图4–36 加蜡充满整个代型颈部，完成颈部重塑

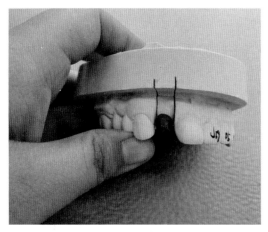

图4–37 完成后唇面观

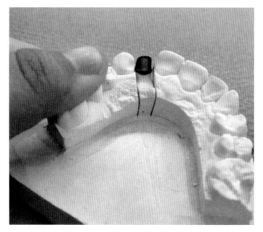

图4–38 完成后舌面观

（五）铸瓷贴面熔模的制作

铸瓷贴面是一种覆盖牙面的瓷修复体。目前在临床上应用较多，即采用粘接技术，在保存活髓、少磨牙的情况下，对牙体表面缺损、变色牙、着色牙和畸形牙等用瓷修复材料粘接覆盖患牙表面，以恢复牙体的正常形态和色泽。下面简单介绍铸瓷贴面熔模的制作。

1. 检查模型

仔细检查工作模型和对颌模型的完整性，是否有石膏瘤，各预备面无锐角锐边，肩台边缘清晰完整，并用彩色铅笔标记。

2. 涂布分离剂

在预备牙以及邻牙的牙面上均匀涂一薄层分离剂，如果分离剂涂抹过多，可用纸巾吸干。

3. 熔模的制作

用滴蜡塑型法制作贴面熔模，正确恢复相应牙齿的唇颊面的形态。注意检查边缘密合度，要与预备牙边缘密合，厚度均匀一致（图4-39，图4-40）。

4. 安插铸道

熔模制作完成后，取下查看组织面是否完整（最好在放大镜下完成此步骤），再复位，检查边缘密合度、邻接关系等。合乎要求后，安插铸道，准备包埋（图4-41）。

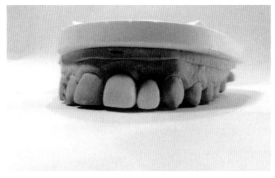

图4-39 唇面观

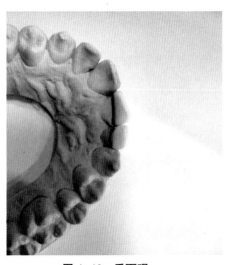

图4-40 舌面观

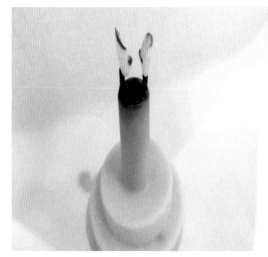

图4-41 安插铸道，准备包埋

（六）固定桥熔模的制作

固定桥熔模制作分为三个部分：固位体、桥体、连接体。

1. 固位体熔模的制作

根据设计的固位体类型不同而不同，方法可参照其他蜡型，如嵌体，全冠、金属烤瓷全冠金属基底熔模的制作。

2. 桥体熔模的制作

（1）桥体的类型

①按制作材料分类：金属烤瓷桥体、金属桥体、金属塑料桥体。

②按桥体与黏膜的接触关系分类：接触式桥体，包括盖嵴式桥体、改良盖嵴式桥体、舟底式桥体等；非接触式桥体，也称卫生桥。

（2）桥体熔模的制作要求

①桥体𬌗面：因桥体所承受的𬌗力要由基牙承担，所以桥体𬌗面的大小、形态、对基牙的负荷大小有直接的影响。为减轻基牙的功能负荷，桥体部分的颊舌径通常较天然牙窄一些。缺失一颗牙的双端固定桥，桥体最多恢复到原天然牙𬌗面的90%；缺失两颗牙的双端固定桥，桥体最多恢复到原天然牙𬌗面的70%；缺失三颗牙的双端固定桥，桥体最多恢复到原天然牙𬌗面的50%。同时还应适当降低牙尖高度，减小牙尖斜度以减小桥体的𬌗力，以达到保护基牙的目的。

②根据桥体与缺失区牙槽嵴的接触关系看，桥体龈面可制作成盖嵴式桥体、改良盖嵴式桥体、卵圆形桥体、舟底式桥体、卫生桥等不同类型。设计制作时，需要从审美性、自洁性、是否有利于牙槽嵴黏膜健康、是否有利于发音以及舌感的舒适度等方面综合考虑。

盖嵴式桥体：适用于缺牙区牙槽嵴宽平者，现在已经很少使用。覆盖了缺牙区牙槽嵴黏膜的颊舌侧，呈马鞍状，也叫鞍式桥体，与黏膜呈凹形接触，接触面积大，自洁性差。

改良盖嵴式桥体：是目前最广泛应用的一种类型。其颊侧与缺牙区牙槽嵴黏膜接触并延伸至牙槽嵴顶，在延伸过程中逐渐减小与牙槽嵴的接触面积，整个接触区形态类似"T"形，自洁性好。

卵圆形桥体：适用于宽而扁平的牙槽嵴。其龈端圆钝，深入牙槽窝1/4～1/2深度，将牙槽嵴顶压成凹形，此凹形是在拔牙后带暂时性义齿获得的。此类桥体龈端易于牙线清洁，外形逼真，美观性好，自洁性好。

舟底式桥体：适用于牙槽嵴狭窄的情况。桥体龈端与缺牙区牙槽嵴黏膜呈小圆圈状接触，似船底形。接触面积小，自洁性好，但是舌感差。

卫生桥：适用于后牙缺失且牙槽嵴吸收较多的情况，目前已少用。属于悬空式或非接触式桥体，桥体与牙槽嵴黏膜形成至少3～5mm间隙，自洁性好，有利于口腔卫生保健，外观差，舌感差。

（3）桥体熔模的制作要点

①形成桥体的熔模：当固位体熔模成型后，取大小适宜的嵌体蜡或者粗细合适的铸造蜡，烤软后置于缺牙区的间隙内，加蜡连接固位体蜡型，以滴蜡法在其上下加蜡，在蜡未硬固前，与对颌模型进行正中咬合，待蜡硬固后雕刻、滴塑桥体𬌗面外形，恢复𬌗面解剖形态，建立咬合接触。修整桥体龈方蜡型，但要注意桥体龈面与牙槽嵴的接触形式。用薄而锋利的刀加热后分离一侧固位体和桥体蜡型，取下检查桥体蜡型，看其龈面是否清晰，并根据桥体龈面的设计，修整桥体熔模。

②形成连接体：将修整好的蜡型放回，用热蜡刀将桥体与固位体蜡型在邻接处熔合成一体。注意蜡的温度不要过高，以减少蜡型的收缩变形。用雕刻刀修整桥体与固位体的连接面，并恢复颊、舌外展隙、𬌗外展隙和邻间隙。

③检查咬合接触：将制作好的固定桥熔模在𬌗架上做正中𬌗、前伸𬌗及侧方𬌗检查，消除𬌗干扰点。

④检查修整：将固位体和桥体蜡型整体从模型上取下，检查蜡型是否完整，如需修改，必须将蜡型放回到模型上修整，直至符合要求。

⑤修饰光滑熔模：将熔模表面修饰光滑。

（4）桥体熔模的制作方法　下面以金属烤瓷固定桥和金属固定桥为例进行讲解。

①金属烤瓷固定桥桥体熔模的制作

a. 将制作好的固位体熔模在代型上复位。

b. 取大小合适的蜡条，用加热后的蜡刀将其连接固定在固位体接触点略偏舌侧的位置。

c. 根据与对颌牙的咬合关系确定近远中径、颊舌径的宽窄大小。

d. 形成桥体𬌗面轮廓，避免形成深凹面，桥体𬌗面与对颌牙之间应留出1.5～2mm的瓷层空间；若桥体设计成部分瓷覆盖，应根据设计要求恢复咬合关系。

e. 形成桥体唇颊面外形，应留出1.0～1.5mm的瓷层空间。

f. 形成桥体舌腭侧外形，应留出0.5～1mm的瓷层空间。

g. 桥体龈端与牙槽嵴黏膜应留出0.5～1mm的瓷层空间，由瓷层恢复龈端形态，因为瓷的生物相容性良好，与黏膜接触无刺激性。

h. 检查修饰熔模，安插铸道，准备包埋。

②金属固定桥桥体熔模的制作

a. 将制作好的固位体熔模在代型上复位。

b. 取大小合适的蜡条，用加热后的蜡刀将其连接固定在固位体接触点的位置。

c. 根据缺牙情况和与对颌牙的咬合关系确定桥体的近远中径、颊舌径的宽窄大小。

d. 形成桥体𬌗面形态，恢复桥体与对颌牙的咬合关系

e. 根据具体设计，形成桥体轴面外形和龈端外形，将龈端修整为不同的形态。

f. 检查修饰熔模，安插铸道，准备包埋（图4-42～图4-45）。

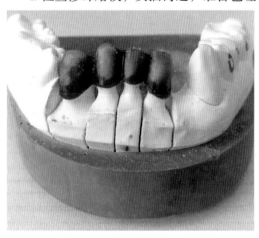

图4-42 固位体熔模初步成型

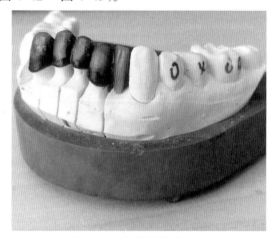

图4-43 桥体熔模成型

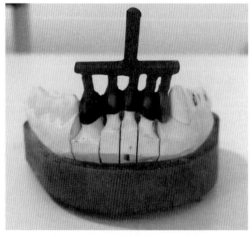

图4-44 安插铸道，完成熔模

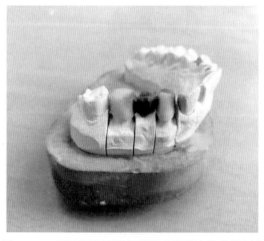

图4-45 后牙烤瓷熔附金属固定桥基底熔模的制作

58

3. 连接体熔模的制作

下面以固定连接体为例介绍连接体熔模的制作。

（1）连接体熔模的设计 连接体熔模的设计是至关重要的环节，应满足强度、自洁性及美观三方面的要求。

①连接体的要求：桥体与固位体之间的连接体应位于天然牙接触区的位置，其面积不应小于4mm²；连接体四周应呈平缓的U形或凹形曲面，不能形成锐角或V形狭缝；应留出正常的唇、颊、舌外展隙和邻间隙，避免对牙龈造成不良的压迫，并有利于恢复良好的桥体外形和保持清洁，形成较好的立体外形和色彩效果。

②殆龈向或切龈向：连接体殆龈向的厚度与强度呈立方比。从美观、自洁性和强度方面考虑，在连接体殆方不暴露金属和遮色瓷，且龈端有足够自洁空间的情况下，应尽可能将连接体制作得厚一些。如果咬合较紧，则首先考虑强度问题，必要时可将连接体殆面至龈面全部采用金属制作。对于三单位烤瓷固定桥，一般要求前牙和前磨牙连接体切龈向或殆龈向截面长度不小于2.5mm，磨牙连接体殆龈向截面长度不小于3.0mm；对于三单位金属固定桥前磨牙和磨牙连接体殆龈向截面长度均不小于3.0mm。

③唇舌向或颊舌向：连接体唇舌向或颊舌向的厚度与强度呈正比关系。从美观方面考虑，连接体的位置不能过于偏向颊侧。因此，为了连接体的强度，其位置应尽可能靠近舌侧，并加强增厚，在连接体颊舌径不足的情况下，可以将连接体的舌侧设计为金属连接的形式。对于三单位烤瓷固定桥，一般要求前牙连接体唇舌向截面长度不小于2.0mm，前磨牙连接体颊舌向截面长度不小于2.5mm，磨牙连接体颊舌向截面长度不小于3.5mm；对于三单位金属固定桥，一般要求前磨牙连接体颊舌向截面长度不小于3.0mm，磨牙连接体颊舌向截面长度不小于3.5mm。

（2）连接体熔模的制作 在制作好的桥体和固位体熔模之间，用滴蜡器以滴蜡塑形法加蜡制作连接体熔模。应按照设计原则正确制作连接体的位置形态，若为金属烤瓷固定桥，则应在唇颊面预留足够的瓷层空间（图4-46），若预留的瓷层空间不足，则会导致遮色瓷颜色外露，影响修复体美观（图4-47），同时在邻间隙预留足够的龈乳头空间（图4-48）。

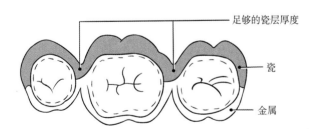

图4-46 连接体唇颊侧预留瓷层空间

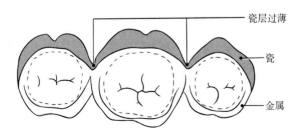

图4-47 连接体唇颊侧预留瓷层空间不足

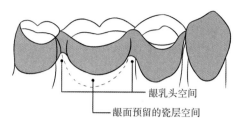

龈乳头空间

龈面预留的瓷层空间

图4-48 邻间隙预留龈乳头空间

考点提示 ▍熔模制作的方法；各种修复体熔模的设计和制作步骤。

第三节 熔模铸道的形成

熔模完成后，在熔模上连接一根或数根蜡线（塑料棒）作为铸道，然后一起包埋形成铸型。铸道是对铸型加热后，使熔模流出、挥发以及铸造时融化的合金进入铸模腔的通道。因此，铸道既是熔模材料的流出道，也是铸造金属的流入道。铸道形成的质量关系到铸造的成败，铸道的设置应有利于铸造时熔融的液态金属流入铸模腔的各个部分。

一、铸道的类型

（1）蜡线　选用直径及长短合适的蜡线直接与熔模相连。

（2）塑料棒　用成品塑料棒与熔模相连。

（3）金属丝　选用一定直径的金属丝在其表面涂布一层蜡作为铸道。使用金属丝作道时需在烘烤铸型时，焙烧之前取出，以利于熔模材料的外流。

二、铸道设置的原则

（1）铸道宜少不宜多，宜粗不宜细。

（2）有利于熔模材料的流出。

（3）不破坏熔模的整体形态及精度，便于切割、打磨。

（4）应尽可能使熔模位于靠近铸圈顶端的 2/5 范围内，避开热中心区（即指在合金铸入铸型后，温度最高，散热最慢的区域），并使储金球处于热中心，这一安排的用意是在铸造冷却收缩过程中储金球内尚有较好流动的熔融金属能予以补偿，而且使熔模位于离心力的最佳夹角内。

（5）对铸模腔产生适当的压力，增强液态金属的充盈能力。

（6）不使液态金属产生漩涡、紊流及倒流现象。

（7）不对铸件产生变形因素，且能补偿金属凝固收缩时所需的金属液，保证铸件轮廓清晰，表面光洁、无缺陷。

三、熔模铸道的要求

1. 铸道的位置、方向

铸道原则上应放置在熔模最厚、最大的光滑部位，不破坏咬合、邻面接触关系，不使冠的组织面形成死角，有利于金属在瞬间注满铸型腔并且在金属开始冷却收缩时有铸道内

扫码"学一学"

的熔融金属予以补偿。

2.铸道的形态、直径

铸道的横截面宜是圆形，因为圆形表面积小，保温性好，使液态的金属能够顺畅的浇注。铸道的直径与熔模的大小、体积有关，小铸件，铸道可细些；大或较厚的铸件，铸道应粗些。铸道的直径应不小于熔模最厚处的厚度。

3.铸道的长度

一般根据熔模的位置确定。原则是使熔模位于铸圈顶端的 2/5 范围内，避开热中心。同时不宜过长，保证在铸造时液态金属能以最快的速度流入铸模腔内，一般在 5 ~ 10mm。

4.铸道安插的角度

铸道与熔模的角度应大于90°，形成平滑的流入口，便于液态金属流入铸模腔中的各个方向。避免形成小角度，使金属液体回流，造成铸模腔被金属液充压破坏，或因离心力不足导致铸造失败。

5.铸道的形式

铸道的形式有单铸道式、双铸道式、扇形和栅栏式等。如果牙体组织缺损较多较厚时，可采取双铸道式。如果是多个单冠安插在同一成型座上，应设置一个直径粗大的横铸道，将各个单冠分别以分铸道安插在横铸道上，再通过总铸道接于铸道口处。这样可以使冠在铸型腔内的高度一致，便于包埋，避开热中心及增强液态合金的充盈力。大铸件的铸道以栅栏式为好，因为这种形式可使合金凝固收缩变形小（图4-49）。

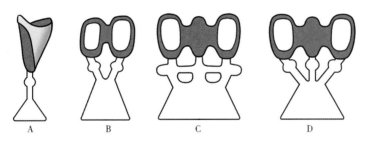

图 4-49 铸道的形式

A.单铸道；B.双铸道；C.栅栏式铸道；D.扇形铸道

对体积较大或结构较复杂的熔模，为了增加包埋料的透气性，避免铸件收缩，提高铸件的成功率，必要时可在熔模近铸道处设置排气道或盲管等辅助设施。排气道在制作铸道时制作；盲管则是在铸圈套住熔模后，根据熔模的内径大小，选择直径适宜的蜡线，将一端粘固于铸圈内壁上，另一端游离于熔模附近，不能与熔模接触，且要有适当的空隙。

四、各种固定修复体熔模铸道的设置

1.嵌体熔模铸道的设置

嵌体熔模铸道的直径一般为2.0 ~ 2.5mm。单面嵌体的铸道应安插在熔模中央或是熔模最厚处；双面嵌体铸道应安插在两面相交的边缘上，多采用单一粗大铸道柱，设置储金球，也可做分叉铸道柱；多面嵌体的铸道可采用双铸道设计，既可补偿合金收缩，又可以防止熔模变形。将铸道分别设置在对称的边缘上，储金球设置在距离熔模1.5 ~ 2.0mm处的铸道上，直径不小于5mm（图4-50）。

2. 金属全冠熔模铸道的设置

金属全冠熔模铸道的直径一般为2.5～3.0mm。为了不影响熔模的形态及咬合关系，应将铸道设置在熔模最厚最光滑的部位，或设置在非功能牙尖的略下方，斜对牙冠轴面。储金球设置在距离熔模1.5～2.0mm处的铸道上，直径不小于4mm（图4-51）。

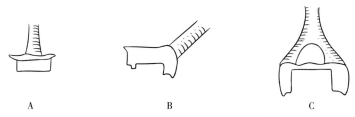

图4-50 嵌体铸道设置要求

A.骀面嵌体铸道位置；B.双面嵌体铸道位置；C.多面嵌体铸道位置

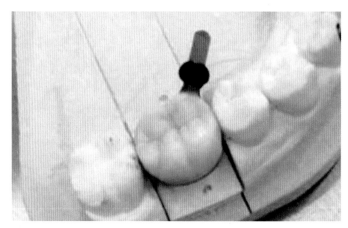

图4-51 全冠熔模铸道的设置

3. 铸瓷修复体熔模铸道的设置

单冠或贴面铸道的安插与铸造金属全冠的铸道相同；三单位铸瓷桥应以45°～60°将铸道直接附于基座上。铸道的长度为3～8mm，直径为2～3mm。铸道连接处应圆钝。

4. 金属烤瓷单冠基底熔模铸道的设置

金属烤瓷单冠基底熔模铸道的直径一般为2.0mm。长度在10～20mm。前牙基底冠熔模铸道应安插在切端，后牙应在三个面相交的一个点角上。

5. 固定桥熔模铸道的设置

桥熔模不同于嵌体及冠熔模，一般均在两个单位以上，铸道应安插在固位体及桥体上。固定桥熔模的铸道分为总铸道、分铸道、支铸道三级，一般多采用栅栏式铸道。总铸道直径一般为3.5～5.0mm；分铸道（即横梁铸道）直径为2.5～3.0mm，长度应超过固定桥熔模两端各2.0mm以上，分铸道此时应具有储金球的作用，因此应尽可能粗一些，但不能超过4.0mm；支铸道长1.5～2.0mm，直径为2.0～2.5mm，各支铸道长度、直径应相同，以避免因铸造合金收缩不一致造成变形（图4-52，图4-53）。

五、固定熔模

选择与铸圈配套的成型座，将插有铸道的熔模用蜡固定在成型座上（图4-54）。总铸道要垂直竖立在成型座顶端（图4-55）。

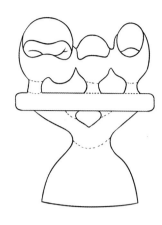

图 4-52　桥熔模铸道的设计形式

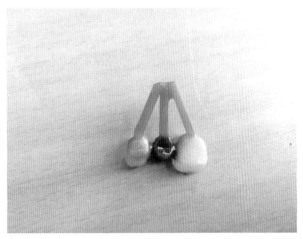

图 4-53　固定桥的铸道安插

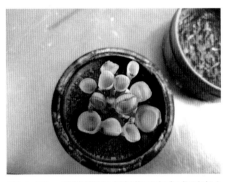

图 4-54　将熔模通过铸道固定在成型座上

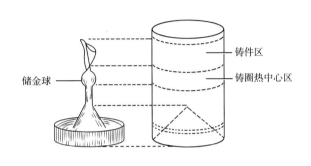

图 4-55　储金球、铸件与铸圈的位置关系

铸件区
铸圈热中心区
储金球

考点提示　　铸道设置的原则；熔模铸道的要求；各种固定修复体熔模铸道的设置。

第四节　熔模技术中常见问题及处理

　　熔模制作中常见的问题有外形恢复不当、边缘不密合、边缘过长或过短、组织面不平滑和冠、桥熔模翘动等，技术或者材料等因素都可能造成以上情况。

一、外形恢复不当

（一）轴面突度恢复不当

　　全冠的轴面应具有正确的解剖生理外形，轴面外形关系到牙冠的自洁、食物流向、食物对牙龈的按摩作用和菌斑附着。正常轴面突度既可避免过大𬌗力作用于食物后对牙龈组织的刺激，又可保证食物对牙龈组织正常的生理按摩作用，同时还可防止食物在颈缘处堆积和牙菌斑的形成。

　　在熔模制作完成后，为了检查轴面突度是否达到理想要求，可将手指从轴面的𬌗方轻轻地向龈方滑动，如感到无任何突起的障碍，手指能平缓地滑动到牙槽嵴上，即为适宜。如临床牙冠较长时，其突度应适当减小。

扫码"学一学"

（二）邻接关系恢复不当

制作的熔模应具有良好的邻面接触关系，即邻面接触点的位置、形态、接触度应适当。如果邻面接触关系处理不当，完成的修复体戴入后容易出现食物嵌塞或修复体不能就位。邻面接触区具有稳定牙列和防止食物嵌塞的作用。外展隙有助于食物排溢和自洁，维持牙龈乳头的健康。邻间隙应有足够的三角形间隙，以容纳牙龈乳头，并便于清洁和维持牙龈的生理刺激。但应注意邻间隙不能过大，否则会引起水平性食物嵌塞。因此邻面加蜡时应注意恢复正常的邻接区，恢复正常的𬌗、颊、舌外展隙及邻间隙（龈外展隙）。舌侧外展隙大于颊侧外展隙。同时为了补偿铸件收缩的线性变化，在熔模制作完成，确定邻面接触点的位置后，需将熔模从代型上取出，在邻面加少许蜡。

（三）𬌗面解剖外形恢复不当

如果制作的熔模𬌗面解剖外形恢复不当，将会影响修复体的咀嚼功能。因此，在制作熔模时，注意根据与对颌牙的咬合关系，雕刻出符合患者生理要求的𬌗面解剖形态。

二、边缘不密合

边缘不密合是指制作好的熔模边缘与患牙或基牙有空隙。

（一）造成边缘不密合的主要原因

1. 牙体预备时未完全消除倒凹，依靠技师填倒凹，造成边缘不密合。

2. 制作熔模边缘过薄，取出后变形。

3. 铸造材料冷凝后收缩。

4. 取出熔模时用力不当破坏边缘。

5. 间隙涂料涂布过厚或涂于颈缘区。

6. 制作熔模时采用不合理的熔模表面处理方法（如用喷灯喷光）。

（二）防止出现边缘不密合的方法

1. 在牙体预备时应达到要求。

2. 涂布间隙涂料时应薄厚均匀一致，不能过厚，要留出颈环。

3. 选择颈缘蜡时，注意控制好蜡熔化的温度，不能过高，以刚好熔融为佳，以免蜡冷凝后变形增大，而且需要在蜡冷凝前加蜡，并用手指在蜡表面施加压力，以抵抗其收缩；制作熔模时，适当延长颈缘，待蜡完全冷却后，用蜡刀修整边缘，除去多余的蜡。

4. 注意需要涂好分离剂。将熔模从患牙或基牙上取下时，一定要等蜡完全冷却后，再按照就位道的反方向，轻轻取下。

5. 熔模边缘厚度要达到要求，才能保证强度，以避免取出后变形。

6. 在对蜡熔模表面进行处理时，应用棉球、尼龙布或者绸布擦光，切忌用喷灯喷光。

三、边缘过长或过短

（一）原因

1. 代型修整时，颈缘线标记不正确。

2. 加蜡后颈缘修整不正确。

（二）预防措施

1. 加蜡后修整颈缘应在放大镜下完成。

2. 修整代型颈缘时，一定要准确，用彩色铅笔标记清楚颈缘线，应用 502 胶封固。

四、组织面不平滑

组织面不平滑是指制作好的熔模组织面有一些条纹状的缺陷。主要是由于在患牙或基牙的表面滴加熔蜡时，后一滴蜡珠与前一滴蜡珠未完全熔合所致；当分离剂涂布过多，未被石膏代型完全吸收之前制作熔模也会发生此情况。因此，制作熔模时，处理好以上两方面，以避免缺陷的产生。

五、桥熔模翘动

桥熔模翘动是指将取出后的固定桥熔模再放回到模型上时出现两端翘动。造成这种情况的主要原因是熔合桥体与固位体时，所用蜡刀过热，使蜡收缩变形。

防止出现桥熔模翘动的方法如下。

1.控制好蜡刀的温度，不能过热。

2.当用蜡刀将桥体与固位体熔合成一体时，用手指将固位体和桥体从𬌗方加压，直至蜡完全冷却，这样可使收缩应力在手指控制的状态下完全释放，避免桥熔模翘动。

3.必要时可采用树脂类材料制作固定桥熔模。

考点提示　熔模制作过程中常见的问题及解决方法。

本 章 小 结

熔模技术是口腔固定修复工艺基本的也是重要的一项技术。本章讲述的内容有：常用制作熔模的材料、器械、方法、注意事项、熔模准备，各类修复体熔模的制作方法、步骤、铸道的安插、熔模制作中的常见问题及处理办法。其中，后牙金属铸造全冠和PFM金属基底冠熔模的制作、固定桥熔模的制作、铸道的方法与步骤以及铸道的设置是重点内容。

习 题

一、单项选择题

1.嵌体蜡最主要的组成是（　　　）

A.地蜡　　　　　　　　　　　　B.蜂蜡

C.石蜡　　　　　　　　　　　　D.棕榈蜡

E.以上都是

2.制作蜡熔模的操作中错误的是（　　　）

A.用于制作熔模的蜡应按要求使用嵌体蜡或铸造专用蜡

B.铸造蜡或嵌体蜡不能受污染

C.加蜡时温度不宜过高

D.避免熔模局部过薄或出现菲边

E.熔模表面可以使用喷灯喷光

3.铸道长度正确的是（   ）

A. 4mm　　　　B. 15mm　　　　C. 2mm　　　　D. 20mm　　　　E. 5～10mm

4.单面嵌体熔模的铸道应安插在（   ）

A.熔模的中央　　　　　　　　　　　　B.熔模的边缘嵴处

C.熔模对称的边缘　　　　　　　　　　D.与熔模整个颌面接触

E.两面相交的边缘

5.固定桥铸道设置形式最好的是（   ）

A.双铸道式　　　　　　　　　　　　　B.单铸道式

C.栅栏式　　　　　　　　　　　　　　D.扇形

E.以上都不是

6.卫生桥桥体与牙槽嵴黏膜形成至少为（   ）

A. 3～5mm　　　　B. 1mm　　　　C. 2mm　　　　D. 6mm　　　　E. 1.5mm

7.铸道的长度一般根据熔模在铸圈内的位置确定，原则上使熔模位于铸圈的（   ）

A.上 1/5　　　　B.上 2/5　　　　C.上 3/5　　　　D.下 1/5　　　　E.下 2/5

8.浸蜡法制作熔模的理想厚度是（   ）

A. 0.1～0.3mm　　　　　　　　　　　B. 0.5～0.8mm

C. 0.3～0.5mm　　　　　　　　　　　D. 0.8～1.0mm

E. 1.0～1.5mm

9.铸道安插时铸道与熔模的角度应大于（   ）

A. 90°　　　　　　　　　　　　　　　B. 60°

C. 45°　　　　　　　　　　　　　　　D. 30°

E.以上都不对

10.下列安插铸道时应注意的事项中哪一项不正确（   ）

A.不能破坏咬合面的形态　　　　　　　B.不能破坏邻接关系

C.铸道应安插在熔模的最厚处　　　　　D.铸道应安插在熔模的最薄处

E.铸道的直径、长度应适宜

11.复合树脂的固化深度为（   ）

A. 1mm　　　　B. 2mm　　　　C. 3mm　　　　D. 4mm　　　　E. 5mm

12.间隙涂料公认的理想厚度为（   ）

A. 5～10μm　　　　　　　　　　　　B. 10～15μm

C. 15～20μm　　　　　　　　　　　　D. 20～25μm

E. 20～30μm

13.蜡型颈部重塑时，将已经形成的颈部蜡切去（   ）

A. 0.5～1.0mm　　　　　　　　　　　B. 1.0～1.5mm

C. 1.0～2.0mm　　　　　　　　　　　D. 2.0～3.0mm

E. 3.0～4.0mm

14.桥体熔模制作时，缺失一颗牙的双端固定桥，桥体最多恢复到原天然牙𬌗面的（   ）

A. 50%　　　　B. 60%　　　　C. 70%　　　　D. 80%　　　　E. 90%

15.嵌体熔模铸道的直径一般为（   ）

A. 0.5～1.0mm　　　　　　　　　　　B. 1.0～1.5mm

C. 1.0～2.0mm　　　　　　　　　　　D. 2.0～2.5mm

扫码"练一练"

E. 2.0 ～ 3.0mm

16. 储金球的直径不小于（　　　）

A. 1mm   B. 2mm   C. 3mm   D. 4mm   E. 5mm

17. 嵌体熔模铸道设置中，储金球设置在距离熔模（　　　）处的铸道上

A. 0.5 ～ 1.0mm   B. 1.0 ～ 1.5mm

C. 1.5 ～ 2.0mm   D. 2.0 ～ 2.5mm

E. 2.5 ～ 3.0mm

18. 直接法制取熔模的优点是（　　　）

A. 就诊时间短   B. 技术难度大

C. 熔模精确   D. 患者不适感轻

E. 以上都是

19. 桥体与龈面关系中，除哪一项外都是重要的（　　　）

A. 接触面积小   B. 桥体龈端高度抛光

C. 桥体有足够的强度   D. 基牙的牙周组织健康

E. 以上都是

20. 关于接触式桥体龈端的叙述下列哪一项是正确的（　　　）

A. 桥体唇颊侧龈端与黏膜接触，颈缘线与邻牙一致

B. 尽量增大与黏膜接触面积

C. 保持与黏膜之间一定的空隙，利于清洁

D. 为了避免食物嵌塞，与黏膜之间形成紧密接触

E. 尽量减少桥体唇颊侧龈端与黏膜的接触面积

21. 下列哪项不是嵌体蜡型应达到的要求（　　　）

A. 与预备的洞型完全密合，没有缺陷

B. 恢复患牙的正确解剖形态，边缘整齐无菲边

C. 建立良好的咬合及邻接关系

D. 适当升高咬合，补偿制作中的收缩

E. 表面光滑，残留内应力少，体积相对恒定

22. 从保护口腔组织的角度，桥体设计时应避免（　　　）

A. 桥体在满足强度的情况下尽量缩小   B. 尽量制成瓷龈底

C. 龈端与黏膜紧密接触   D. 适当减少桥体颊舌径

E. 自洁作用好

二、多项选择题

1. 制作固定修复体熔模最常采用的方法是（　　　）

A. 直接法   B. 间接法

C. 直接间接法   D. 以上都是

E. 以上都不是

2. 间接法制取熔模的优点是（　　　）

A. 操作方便，不受时间空间限制

B. 减少了患者就诊的时间和不适感

C. 技术操作难度相对直接法减低

D. 便于建立正确的邻接关系，便于边缘修整

E. 增加了取印模、制备工作模型等中间环节

3. 间接法制作固定修复体蜡熔模，在代型表面涂分离剂的作用是（　　　　）

A. 补偿铸造合金的硬固收缩，保证修复体完成后能顺利就位

B. 保护石膏代型在操作过程中不被损坏

C. 使制作完成的蜡型能顺利从代型上取下

D. 给黏固剂预留一定的间隙，以使修复体黏固时不至于升高𬌗面

E. 以上都不是

4. 关于固定桥的设计以下哪项正确（　　　　）

A. 需要增加基牙时应在较弱的基牙侧添加

B. 用全冠做固位体固位力最强

C. 各固位体间必须有共同就位道

D. 改良盖嵴式桥体是目前较为理想的桥体设计

E. 为减少基牙的负担可适当缩小桥体𬌗面的颊舌径

5. 熔模铸道的设置需注意（　　　　）

A. 应放在熔模的最厚、最大光滑部位

B. 不破坏咬合、邻面接触关系

C. 前牙基底冠熔模铸道应安插在切端，后牙应在三个面相交的一个点角上

D. 对铸模腔产生适当的压力，增强液态金属的充盈能力

E. 铸道宜多不宜少，宜细不宜粗

6. 熔模的制作方法可采用（　　　　）

A. 滴蜡法　　　　　　　　　　　　B. 浸蜡法

C. 回切法　　　　　　　　　　　　D. 压接法

E. 模压法

7. 熔模制作中出现边缘不密合的原因是（　　　　）

A. 牙体预备时未完全消除倒凹　　　B. 间隙涂料涂布过厚

C. 熔模边缘过薄，取下后变形　　　D. 间隙涂料涂布过薄

E. 铸造蜡冷凝后收缩

8. 以下不属于根据桥体与缺失区牙槽嵴的接触关系而分类的桥体类型（　　　　）

A. 盖嵴式桥体　　　　　　　　　　B. 改良盖嵴式桥体

C. 卵圆形桥体　　　　　　　　　　D. 舟底式桥体

E. 金属烤瓷桥体

9. 铸道的形式有（　　　　）

A. 单铸道式　　　　　　　　　　　B. 双铸道式

C. 扇形　　　　　　　　　　　　　D. 栅栏式

E. 以上都是

10. 下述有关熔模制作的说法中错误的是（　　　　）

A. 材料可用铸造蜡、光固化树脂和自凝树脂

B. 可采用直接法、间接法或间接直接法

C. 双面嵌体铸道应安插在蜡型的牙尖处

D. 熔模表面光滑

E. 以上都不正确

11. 常用的熔模材料有（　　　　）

A. 蜡   B. 自凝树脂

C. 光固化树脂   D. 以上都是

E. 以上都不是

12. 固定桥熔模的制作分为（　　　　）

A. 固位体   B. 桥体

C. 连接体   D. 金属桥体

E. 金属塑料桥体

13. 熔模复位后，主要检查（　　　　）

A. 就位情况   B. 熔模边缘情况

C. 检查外形和邻接   D. 咬合关系

E. 以上都是

14. 下列有关嵌体蜡型的制作说法中，错误的是（　　　　）

A. 材料可用铸造蜡、塑料蜡或自凝塑料

B. 可采用直接法、间接法或间接直接法

C. 双面嵌体铸道应安插在蜡型的牙尖处

D. 蜡型表面光滑

E. 以上都不正确

15. 涂布间隙涂料的要求是（　　　　）

A. 从颈缘涂向𬌗面   B. 理想厚度为 20～30μm

C. 颈缘线 0.5～1.0mm 以内不涂布   D. A+B

E. A+B+C

16. 熔模制作中常见的问题有（　　　　）

A. 外形恢复不当   B. 边缘不密合

C. 边缘过长或过短   D. 组织面不平滑

E. 冠、桥熔模翘动

17. 熔模制作前的准备有（　　　　）

A. 检查修整代型   B. 涂布间隙涂料

C. 标记边缘   D. 涂布分离剂

E. 以上都正确

18. 桥体𬌗面形态应做到（　　　　）

A. 边缘峪形态要正确恢复

B. 桥体𬌗面应形成颊沟和舌沟

C. 桥体与固位体之间应形成一定的内 . 外展隙及邻间隙

D. 𬌗面功能牙尖与对颌牙的接触应均匀

E. 以上都正确

三、思考题

1. 简述后牙铸造金属全冠熔模的制作方法。

2. 固定桥连接体熔模的设计要求是什么？

（江俊敏）

第五章

包埋与铸造技术

学习目标

1. **掌握** 口腔铸造的工艺流程。
2. **熟悉** 铸型熔铸基本方法。铸件的常见问题及处理。
3. **了解** 包埋时机及方法的选择。

技能目标

能够熟练完成熔模的包埋和铸造。

人文目标

具有严谨的科学态度，具有同他人建立良好合作与互助关系的意识。

第一节　熔模的包埋

　　熔模用耐火材料包埋后形成铸型，再经过烘烤去蜡焙烧到一定的温度，形成可以铸造的铸型腔，制作铸型是熔模铸造的重要环节之一，它的准确性与否将直接关系到铸件的质量。

知识链接

包埋术

　　包埋术是用耐高温包埋材料将蜡型包埋，使蜡型熔化后形成铸型腔以备铸造。由于所用铸造合金不同，使用的包埋材料与包埋方法亦不同。包埋术可分为中熔合金铸造蜡型包埋法、高熔合金铸造蜡型包埋法。要求选择大小合适的铸圈，蜡型在孔座上离铸圈壁及铸圈顶有一定距离，让包埋材料有一定的厚度，才能经受住熔金进入铸腔时的冲击力。

一、包埋前的准备

（一）清洗熔模

　　口腔科所使用的熔模材料主要是含有脂类的蜡，在制作熔模的过程中，有时采用油性分离剂，手指、器械上的污染物也可使制作的熔模黏附油脂，使熔模有较强的表面张力，

扫码"学一学"

妨碍包埋材料在熔模表面的吸附、涂挂。因此，在熔模制作完成后，需要将熔模固定在成型座上进行清洗。

1. 清洗熔模的目的

（1）可将熔模表面所黏附的油性分离剂及污物清洗干净，从而提高熔模表面与耐火包埋材料的吸附力，提高铸型内表面的光洁度。

（2）可减少熔模对包埋材料的表面张力和包埋材料对熔模的表面张力，增加熔模表面润湿性及包埋材料的涂挂性。

2. 清洗熔模的方法

将插有铸道针的熔模固定在成形座上，清洗时，铸道针也应清洗。用柔软的毛笔蘸肥皂水清洗表面的分离剂及油脂，然后用室温清水冲洗肥皂泡沫，用气枪轻轻吹干水，使用乙醇或脱张剂擦洗表面，以降低其表面张力，增强包埋材料对熔模的润湿性，便于包埋材料的流动，保证铸件表面光洁。干燥后进行下一步包埋。

（二）选择铸圈

铸圈是包在铸型外围，使包埋材料成型的工具，又称铸型成型器。一般多用耐高温的不锈钢制成的金属圈，呈上下等粗的圆柱形。有大小不等的各式型号及规格，铸圈壁的厚度约为 1 ~ 2mm，标准高度为 65mm，配有铸圈专用底座，底座上有蜡型座。

铸圈的选择要根据熔模大小而定。熔模应位于铸圈内径的中心，距铸圈顶端应有 8 ~ 10mm，距铸圈内壁的距离至少有 3 ~ 5mm。过厚会影响铸模的透气性，过薄不能抵抗铸造时金属液的冲击力。

在铸造过程中，根据包埋材料的不同，可以采用有铸圈铸造或无铸圈铸造。无铸圈铸造是指采用硅橡胶、软塑料等弹性材料制作铸圈，待包埋完成后，去除临时铸圈。无铸圈铸造更有利于包埋材料在凝固及加热时的膨胀，铸件的精准度较高，但对包埋材料的强度要求较高。

（三）衬里铸圈

衬里铸圈是指在清洗干净的铸圈里面衬 1 ~ 2 层厚约 1.5mm 石棉纸或蜡层。为减少污染，也可采用氧化铝或氧化硅纤维板来做内衬，以缓冲包埋材料在加热膨胀时受铸圈的约束，使包埋材料得到均匀的膨胀。

1. 衬垫要求

在铸圈的上下端形成 3 ~ 5mm 空白区，在空白区内包埋材料与铸圈可直接接触（图 5-1），如果是无铸圈铸造，则不需形成空白区。石棉纸还可适当厚些，以获得最大的膨胀率。

2. 衬垫方法

（1）湿衬法 将石棉纸浸湿，使包埋材料吸水膨胀量增加。若包埋材料膨胀不足时，还可以在其凝固时用注射器向石棉纸内注水。

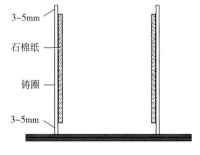

图 5-1 石棉纸位置

（2）干衬法 包埋材料的膨胀率相对减小，干衬法的石棉纸应用蜡固定，以防包埋过程中脱离铸圈内壁，影响包埋效果。如果在干衬的石棉纸上涂一层凡士林或聚硅润滑油，可使包埋材料的凝固膨胀和热膨胀得以充分发挥。

为使包埋材料稳定均匀的膨胀，还可以用 45% 变形量的氧化铝、氧化硅纤维板代替石棉纸做铸圈的衬里材料。

二、包埋

（一）选择包埋材料

金属在熔铸过程中都会有不同程度的收缩，目前，补偿金属这种熔铸收缩的有效方法是利用包埋材料的凝固膨胀、吸水膨胀和温度膨胀。由于铸造所用的金属不同，不同金属的熔铸温度和收缩率也不同，因此，在选择包埋材料时，必须选择与所使用的金属相适应的包埋材料。

临床常用的铸造包埋材料如下。

1. 中低熔合金铸造包埋材料

主要成分为二氧化硅（石英粉），采用石膏为结合剂，也称为石膏类包埋材料，适用于熔点不超过1100℃合金的铸造包埋，如贵金属金合金、银合金及非贵金属铜合金、锡锑合金等。

2. 高熔合金铸造包埋材料

主要成分也是二氧化硅，但采用正硅酸乙酯或磷酸盐为结合剂，也称为正硅酸乙酯包埋材料或磷酸盐包埋材料。这种材料耐高温、高压，具有良好的膨胀性，热膨胀率基本可补偿高熔合金的铸造收缩，适用于熔点在1100℃以上的高熔合金的铸造包埋，如18-8不锈钢、镍铬合金、钴铬合金等。正硅酸乙酯包埋材料一般作为脱模铸造熔模的内层包埋材料，磷酸盐包埋材料一般用作带模铸造的熔模包埋。

3. 钛合金包埋材料

包括锆系、镁系、铝系、硅系包埋材料。以二氧化锆等和结合剂（正硅酸乙酯水胶体）为主制成的新型耐高温包埋材料，能耐1600℃以上高温，并有效预防合金在铸造高温下与相关包埋材料发生反应，不污染铸件，适用于钛合金的铸造包埋。

4. 铸造陶瓷包埋材料

铸造陶瓷相对应的磷酸盐系包埋材料，膨胀率与铸瓷收缩率匹配，透气性好，强度高，表面光滑，铸造完成时包埋材料易清理。

（二）调和包埋材料

调和包埋材料有手工调和与真空机械调和两种方法。

1. 手工调和

先洗净橡皮碗，将水擦干，把所需的液体或水先放入橡皮碗，再倒入适量的粉剂，待所有的包埋材料都浸入液体中且表面呈润湿状，即用调拌刀进行调拌。调拌约120次，在40～60s内完成，然后用调拌刀轻轻敲击橡皮碗，或将橡皮碗放在振荡器上震荡，以排除包埋材料中的空气。

2. 真空机械调和

采用真空搅拌机（图5-2）调拌包埋材料可使包埋材料混合更均匀，并有效减少气泡的产生。

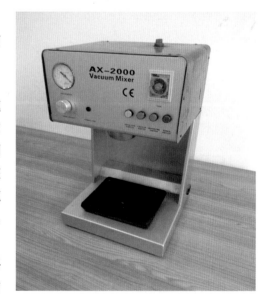

图5-2 真空调拌机

按材料使用说明严格配好水粉，先注入水，再放粉。用手工调拌，初步拌匀，然后装好

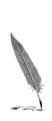

密封盖，打开电动开关和真空开关，调拌60s。调拌完毕打开放气阀，停机放气后进行包埋。

注意事项：无论哪种调拌方法都必须保持所用调和器械清洁，防止石膏残渣混入，以免影响包埋材料的凝固时间和性能；要严格按材料的使用说明，准确调配水粉比例，以免改变包埋材料的凝固膨胀，影响其使用效果；调拌时要注意向同一方向搅拌，调拌完成后注意排尽气泡；真空调拌机的使用要严格按照生产厂家提供的使用说明进行操作。

（三）包埋操作

熔模完成后，应立即进行包埋，以防变形。包埋熔模有一次包埋法和两次包埋法；按有无金属铸圈可分为有圈铸型和无圈铸型；按熔模进入铸圈的方式可分为正插法和倒插法。使用不同的包埋材料，则应用不同的包埋方法。

1. 中低熔合金包埋材料的包埋

（1）一次包埋法　用毛笔蘸少许调拌好的包埋材料，轻轻涂布于熔模的表面，涂抹时由点逐渐到面，特别注意熔模的组织面不能有气泡，如有气泡及时用气枪轻轻吹破，将整个熔模内外均匀涂上一薄层后，检查熔模各处是否被包埋材料覆盖，不能有熔模材料暴露，依次逐层涂布包埋材料，直至整个熔模覆盖约1～2mm厚的包埋材料，除熔模外，在铸道和储金球上也覆盖一层包埋材料，随即在成形座上罩上已准备好的铸圈，把包埋材料顺一侧壁从铸圈顶端注入铸圈，轻轻震动，直至把整个铸圈注满。

一次包埋法也可采用倒插法，即将铸圈放在玻璃板上或橡皮垫上，先向铸圈内注满包埋材料，排除气泡，再将已涂布包埋材料的熔模及成型底座，从铸圈上端插入，轻轻震动，直至成型座与铸圈上端接触为止（图5-3）。为防止熔模上浮，在熔模底座上可压一重物。此法可减少气泡的发生，但包埋材料过稠时，易使熔模与铸道变形。整个包埋要在2～3min内完成。

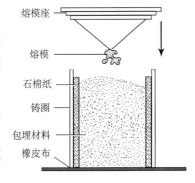

熔模座
熔模
石棉纸
铸圈
包埋材料
橡皮布

图5-3　倒插法

一次包埋法适用于数目较少、结构简单的修复体熔模的包埋。

（2）两次包埋法　分内层、外层两次调和包埋材料，两次包埋。

内层包埋：先用毛笔蘸调拌好的粒度较细的内包埋材料，均匀覆盖整个熔模，然后及时在包埋材料的表层撒上一层干包埋粉，以吸收水分，加速凝固，如是反复几次让熔模表面形成2～3mm厚外壳，增加强度，完成内包埋。

外层包埋：待内包埋材料凝固后，将已包好的内层包埋材料的熔模罩好铸圈，调和适量的外层包埋材料（可采用120目粗石英粉及超硬石膏按9：1的重量比，用水调和），按一次包埋的方法完成外包埋。外层包埋材料也可使用内层包埋材料。

两次包埋适用于一些数目较多、结构复杂的熔模的包埋。

2. 高熔合金包埋材料的包埋

（1）正硅酸乙酯包埋材料的包埋　为两次包埋法，分内层、外层两次包埋。

内层包埋：将正硅酸乙酯液与纯细石英粉，按照1：3调和成糊状，在实际操作中，取经过酸处理的200目石英粉与正硅酸水解液，以3：1比例进行调和，对熔模进行涂挂。涂挂的方法有3种。

①涂抹法，用毛笔蘸取适量涂料对熔模涂布，此种方法简单易操作，但容易使熔模细

小薄弱部分受到破坏。

②淋雨式，用两个容器上下相对，对熔模反复淋涂，此种方法涂挂较均匀。

③浸入法，将熔模浸入糊状内层涂料内，此种方法速度快，涂挂均匀，但易浪费材料。涂挂时应注意消除气泡。由于包埋材料不易附着，因此需要连续不断地涂挂，涂至1~2mm厚时，随即撒上80~100目的干石英砂，边撒边转动熔模，使熔模表面各个部位都能均匀地粘上一层石英砂，吸取多余液体，其作用是提高内层包埋材料的强度和热膨胀系数，增加包埋材料的透气性。

涂挂后，将熔模放入装有浓氨水的氨气密闭箱中，进行干燥处理15~20min。包埋时将熔模与铸道针同时包埋。

外层包埋：将已完成内层包埋的熔模从氨气箱中取出，放通风处20min，使氨气散失，用水浸湿透，罩上已准备好的铸圈，将40目的石英砂与石膏以重量比4:1的比例加水调拌，作为外层包埋材料，在震荡下注满铸圈，或者将调和好的外层包埋材料先注满铸圈，再将已内包埋好的熔模向下插入，具体操作与中低熔合金包埋材料相同。

（2）磷酸盐包埋材料的包埋　磷酸盐包埋材料精度和硬度较高，主要用于冠桥等脱模包埋，常采用一次包埋法。按规定的粉液比用真空搅拌机调拌包埋材料，在振荡器震荡下将包埋材料沿铸圈内壁注入圈内，直至注满，待包埋材料硬固后，去掉成型座即可。若采用无圈铸型，则在包埋材料硬固后，将橡胶铸圈脱去，仅剩铸型。

（3）钛合金包埋材料包埋　方法同正硅酸乙酯包埋材料，但仅采用无圈铸型，调拌时需使用真空调拌机，包埋材料在真空环境下调拌。

三、烘烤与焙烧

烘烤与焙烧是加温过程中的两个阶段，熔模包埋凝固后，为使包埋材料中的水分蒸发，熔模熔失，需通过缓慢升温进行低温烘烤，经过烘烤后，熔模大部分会被熔化外流、燃烧和挥发，但少部分会浸入包埋材料中，需继续加热升高温度，使熔模去尽，即进行焙烧。

（一）烘烤

1.烘烤的目的

使包埋材料中的水分蒸发；使熔模材料熔化外流或燃烧气化挥发，使其彻底去尽；使铸型获得一定量的热膨胀，以补偿铸造合金的凝固收缩。

2.烘烤的方法

把完全包埋的铸圈置于室温中，包埋材料凝固后，至少30min再开始烘烤，烘烤时先把成型座取下，刮圆钝铸造孔尖锐边缘，把铸造圈的铸道口向下，放入烤箱中缓慢升温，从室温升到350℃，升温时间不短于60min，维持30min，以利于水分蒸发和热膨胀，然后将铸圈铸道口向上，进行焙烧。

如铸型外包埋采用石英砂加石膏的，应放置4h以上，最好放置16h，如铸型放置时间不足2h，升温时间和维持时间需延长。

3.烘烤的注意事项

（1）因烤箱内侧温度较高，烤箱门附近温度较低，放置铸型时，应把直径较粗铸型放内侧，直径较细铸型放外侧。

（2）升温不能过快，若加热速度过快，易使包埋材料中水分迅速蒸发，使铸型爆裂。

（3）烘烤时铸圈的铸道孔向下，利于熔模料熔化外流。

（4）若铸道内插有金属丝，在开始烘烤15min，用技工钳把铸道针抽出，此时铸道孔仍然向下，防止包埋材料的碎渣落入铸模腔内。

（二）焙烧

1. 焙烧的目的

减少铸型与金属液的温差，使包埋材料烧结后形成一整体，提高铸型的抗冲击能力；提高铸型温度，利于铸件铸造完全。

2. 焙烧的方法

烘烤后将铸圈翻转铸道口向上，放在高温烤箱内进行焙烧，使熔模材料进一步气化并挥发。将铸圈加热到一定温度，包埋材料烧结获得温度膨胀。焙烧达到一定温度要求后，即开始铸造。不同的铸造合金，其制造时机也不同，锡锑等低熔合金，铸圈加热到700℃以后，在室温下降至合金的熔点或熔点以下再进行铸造，金合金、铜合金等中熔合金，铸圈焙烧到700℃是中熔合金铸造的最佳温度，在这一温度下，强度和膨胀量都达到最佳状态，维持30～40min后即可开始铸造。18-8不锈钢、钴铬合金等高熔合金则要求铸圈被烧到900℃，并维持15～20min再进行铸造。

3. 焙烧的注意事项

（1）石膏系包埋材料从350℃升至700℃的时间至少要60min；磷酸盐系包埋材料从350℃升温至800℃～850℃的时间至少要90min；硅酸乙酯系包埋材料从350℃升温至900℃的时间至少要90min。这样可使包埋材料的膨胀率和强度均处于最佳状态，使铸圈内外温度均匀一致，使铸造易于成功。

（2）焙烧一旦开始，就应连续进行，达到规定的温度和时间，应及时完成铸造，中途不能让铸圈冷却下来，如果铸圈冷却后再度加热至铸造温度，就会使包埋材料的强度和膨胀量下降，导致铸造失败。

（3）如果烤箱中没有温度显示，可通过观察铸模腔中的颜色来判断温度，一般700℃时呈樱桃红色，850℃为淡红色，900℃为橘黄色，950～1000℃为黄色，1000℃以上呈浅亮黄色。

第二节 铸造

通过加热使金属熔化，再施加外力将熔化的金属注入铸型腔内，形成所需铸件的过程称为铸造，也称熔铸。

 知识链接

口腔使用金属材料历史

最早用于口腔的金属材料是黄金。用金丝固定松动或断裂的牙齿，至今已有2500多年历史。16世纪用金箔补牙，19世纪用金箔或金汞齐合金充填牙洞和用金做牙冠。20世纪20年代末开始用钴铬钼合金，40年代开始用不锈钢代替黄金做口腔金属材料，钛及钛合金是60年代新发展起来的口腔金属材料。

一、熔化金属的热源

加热熔化合金首先需要热源，由于各种铸造合金的熔点不同，所采用的热源也不同，温度过高的超出合金的熔点，会影响铸件的质量，也会造成合金外溅以及某些元素损失。温度达不到合金的熔点，会使合金熔化不全，也会影响铸件的质量。

（一）汽油或燃气吹管火焰

汽油或燃气吹管火焰是利用压缩空气，将雾化的汽油或燃气与空气混合后燃烧，靠空气压力将火焰喷出。吹管火焰由内向外分为混合焰、燃烧焰、还原焰和氧化焰4层（图5-4），其中氧化焰和燃烧焰的温度都不高，难以熔化金属，还原呈淡蓝色，其末端温度最高，火力最强，而且该处供氧不足，含有少量的被灼热的碳和氢分子具有还原作用，有助于防止金属熔化过程中产生的氧化现象，因此还原焰尖端最易于熔金和焊接。吹管火焰最高温度可达1100℃，可熔化各种类型的中低焰合金。

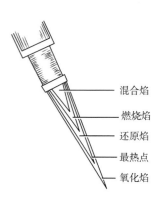

混合焰
燃烧焰
还原焰
最热点
氧化焰

图5-4 汽油吹管火焰层次

扫码"看一看"

（二）高频离心铸造机

高频离心铸造机加热的基本原理是利用高频交流电产生的磁场，使被加热合金本身产生感应电流，由于电阻的存在，将电能转换为热能，使坩埚内的金属熔化，最高温度可达2000℃以上。高频离心铸造机具有熔化金属均匀，速度快，元素损失小，不易被氧化，不增加合金碳元素，成功率高等优点，且操作方便安全，操作时无烟、无尘、无弧光、噪音小。高频离心铸造机既可用于高熔合金的熔解，也可用于中熔合金的熔解。

（三）乙炔氧气吹管火焰

乙炔氧气吹管火焰是利用可燃气体乙炔，由氧气助燃以达到熔解合金的目的，混合燃烧的温度可达3750℃，在点火前必须使用乙炔和氧气分别流入不同的管道，分别控制其开关，氧气筒的开关必须缓慢打开，以避免瞬间高压而产生过高的温度，点火时必须先点燃乙炔，在熄火时则要后熄灭乙炔。

由于乙炔加氧，在燃烧时产生二氧化碳，会对被熔解的合金（特别是铬镍不锈钢）渗碳，熔解后，会使合金的抗腐蚀性降低，脆性增大。

（四）电弧熔金热源

电弧熔金是利用非自耗性电极钨棒与被熔合金之间产生放电，使合金被熔化。其温度可达2500℃，主要用于熔化高熔合金的热源。在惰性气体的保护下，可用于易氧化的纯钛及钛合金的熔解。

二、合金的熔解

（一）合金的使用量

使用合金的量，原则上合金投入量应略大于铸件加铸道所用合金量，既要预防合金量投放不足，造成铸造缺损，又要避免投入过多而造成金属不易熔化，造成浪费。在实际操作中，应根据熔模的面积大小、厚薄、铸道的直径、数量及竖立铸道的形式等综合考虑。常用的计算方法有比重计算法、估算法、体积计算法等。

知识链接

电弧熔解法

电弧熔解法是利用辅助电源使电极间发生弧放电，惰性气体产生电子和阳离子在电极间加速运动放出热电子而持续产生等离子弧，由等离子弧所产生的高热将钛熔化。目前弧熔解法的牙科铸钛机基本上都是采用钨棒作为负极，被熔解的钛作为阳极产生弧放电，即所谓的消耗式电极法。由于等离子弧所产生的温度很高，可以在较短时间内将钛熔化。同时此方法是从金属的上方进行加热，高熔钛液不与坩埚壁接触，避免了钛液污染。

（二）合金的熔解与铸造温度

不同的合金当中各种金属元素的熔点不同，合金与组成它的纯金属的熔解温度也具有显著差别，所以合金从开始熔化到完全熔化有一个明显的温度差。铸造时，一般要求注入铸型内的合金液体的温度比熔解温度要高 50 ～ 150℃，其目的是为了增加合金的流动性，降低黏滞性，保证铸造成功，但不能过高，过高的熔解温度会造成合金中某些元素烧损，增加铸件成孔性。实际操作时可通过观察合金的颜色和流动性来判定，各种合金熔解铸造的最佳时机如下。

（1）锡锑合金 熔化快，见表面覆盖一层氧化膜，石笔拨开氧化膜见到灰色发亮流动的液体合金时，为最佳铸造时机。

（2）铜基合金 熔化时，先分为散块状，逐渐熔成球状，表面有膜，成不太光亮的橘红色，石笔搅拌和探查，无块状物时为最佳铸造时机。如继续加热，则会出现熔金沸腾，四处喷射火星和发出炸裂声，表示已过熔，铸件会产生成孔现象。

（3）金合金和铜镍锌硅合金 熔化时分散的合金，像坩埚底聚集，随着温度的上升成球面，呈淡黄色，光亮如镜，随着火焰燃烧而转动、颤动时，为最佳铸造时机。

（4）镍铬烤瓷合金 熔化时边缘角变圆钝，合金崩塌下陷，形成球状，但表面的氧化膜未破，此时为最佳铸造时机。

（5）镍铬不锈钢、钴铬合金 熔化成球状，表面的氧化膜似破非破时，为最佳铸造时机。

总之，各种合金的熔铸都要掌握好温度，切勿熔化不全或过度熔化。

知识链接

合金的熔点低于组成合金的金属的熔点

合金是由两种或两种以上的金属（或金属与非金属）熔合而成的具有金属特性的物质，一般来说，合金的熔点低于组成金属的熔点。熔点的高低由物质内部微粒间作用力的大小决定，同一种金属原子间以金属键结合，作用力强，熔点高；当外来原子进入该晶体的时候，金属键遭到破坏，金属内部出现排列混乱的状态，这时整体金属内能增大，导致熔点降低。这就是大部分合金的熔点为什么比成分金属熔点要低的原因。

（三）合金熔解时的注意事项

1.熔解不同类型的合金时，坩埚不能混用，以防合金相互污染。在使用高频铸造机熔化贵金属时，应使用石墨坩埚，防止合金烧毁。

2.在熔解合金之前，应对坩埚进行预热，这样可缩短合金熔解时间，减少氧化，防止坩埚由于瞬间加热过高造成破裂，引起合金外溢，也防止将机器烧毁。

3.合金的摆放形式应正确，特别是在使用高频离心铸造机熔金时，要求合金块之间应无间隙，接触紧密，使用块状合金时可采取叠放式，若使用柱状合金，合金需要量较多时，最好采用垂直摆放，并使所有的合金都紧密接触。

4.在熔解中熔合金时，可在合金的表面加入少量的熔剂，以促进合金熔解，防止合金氧化，增加合金的流动性。

三、铸造方法

常用的铸造方法有离心力铸造法、蒸汽压力铸造法和真空冲压铸造法。

（一）离心力铸造法

离心力铸造法是利用离心铸造机快速转动时所产生的离心力，使已熔化的合金沿离心力方向流入铸模腔内的方法。既可用于高熔合金铸造，又可用于中、低熔合金的铸造，是目前口腔科广泛使用的一种铸造方法，特别是高频离心铸造机，已经逐渐普及。

（二）蒸汽压力铸造

蒸汽压力铸造是利用湿泥遇到高温而产生的水蒸气的压力，将熔化的合金液体压入铸模型内，形成铸件的铸造方法。仅用于中、低熔合金的铸造。此种铸造方法不易使合金产生偏析现象，且操作简单，基层较适用。

（三）真空冲压铸造

真空冲压铸造又称真空吸铸。工作原理是利用真空铸造炉中真空负压作用，将熔化的合金吸入铸型腔内，然后充气加压，铸成高度致密的铸件。

高频铸造机和真空冲压铸造机都是集熔化金属和铸造为一体，并由自动化控制完成铸造全过程的较理想的铸造设备。

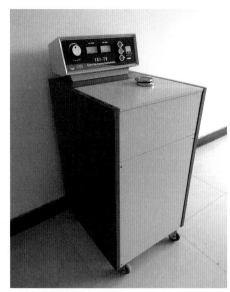

（四）高频离心铸造机使用及注意事项

高频离心铸造机（图5-5）由高频感应加热系统、离心铸造系统、电气控制系统、冷却系统四大部分组成（图5-6）。冷却系统有水冷和风冷两种。在每次使用前，必须认真检查各部件是否完好才能操作。

图5-5 高频离心铸造机

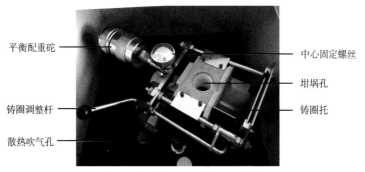

平衡配重砣
中心固定螺丝
坩埚孔
铸圈调整杆
铸圈托
散热吹气孔

图 5-6　高频离心铸造机内部组成

1. 高频离心铸造机的使用

根据铸圈大小调换合适的铸造托架，开启电源总开关，接通电源。如冷却系统为水冷式，先开启冷水阀门，再开电源开关。查看电源、电压指表指数、冷却系统是否正常，预热机器 5 ~ 10min，放置熔金坩埚，在坩埚内放置适量合金，使坩埚紧靠铸型。将已焙烧好的铸型夹放在托架上，调整托架，使铸型铸道口对准坩埚，调整平衡配重，旋紧螺母，将平衡臂复位于规定位置。根据合金的种类和铸件的大小，设定铸造时间，盖好铸造机的盖板，按动熔解钮进行熔解。通过观察窗观察熔解情况，当合金熔至符合铸造的最佳时机时，按动铸造按钮，进行离心铸造。

待铸造完成，水平杆停止转动后，即可打开盖板，取出铸圈，清理坩埚，并检查坩埚有无裂纹，如发现裂纹应及时更换。若有多个铸圈，可进行连续铸造，重复上述步骤，但是连续铸造不得超过 10 个铸圈，并且每次应间隔至少 3 ~ 5min，铸造完毕后，不要立即切断电源及水源，待机内冷却 5 ~ 10min 后，再切断电源，切断电源约 5min 后，再关闭冷却水阀。

2. 高频离心铸造机使用注意事项

（1）严格按操作规程操作，使用时注意安全防护。

（2）如坩埚内无铸造合金，不得开启熔解开关。

（3）铸造合金熔融后应立即铸造，防止温度过高烧穿坩埚。

（4）在熔解合金过程中，如发现异常现象，应立即按动停止按钮，严禁在未按动停止按钮之前打开机盖，以免发生高压触电事故。

（5）如冷却系统为水冷，在熔铸过程中，禁止触动冷水阀门及使用冷水，以防电击。

（6）每次铸造完成后，应将铸造室清理干净，并定期请专业维修人员进行维修和保养。

四、铸型的冷却

铸造完成后，需将铸件从包埋材料中取出，为了方便取出，应先将铸件进行冷却。

铸件的冷却方式有两种：一种是缓慢降温冷却，将铸造好的铸件连同包埋材料放在室温下进行冷却，因为铸造后熔金的凝固收缩在包埋材料的限制下，铸件内应力释放缓慢，铸件变形较小；另一种是快速降温冷却，将铸造好的铸件连同包埋材料一同投入冷水中迅速冷却至室温。当快速冷却时，铸件的内应力释放快，会使铸件产生较大的形变，同时会使合金的脆性增大，使铸件产生裂纹，导致铸件报废。

金合金等中熔合金铸件的冷却多采用在室温下冷却至 300℃ 再投入冷水中，包埋材料在水中爆裂并与铸件分离；钴铬合金、镍铬不锈钢等高熔合金，一般采用在室温下自然冷却较好。

79

第三节　铸件的清理

扫码"学一学"

铸型冷却至室温后，用榔头等工具轻轻敲击铸型，然后连续敲击铸件底都，使包埋材料大部分震荡脱落。剩余黏附在铸件表面的包埋材料及金属氧化物，则需进一步清理。清理的方法有喷砂处理和酸碱处理等。

一、喷砂处理

喷砂是利用压缩空气的压力，驱动金刚砂（碳化硅）从喷嘴中喷出，直接冲刷铸件表面，以去除铸件表面黏附的包埋材料及金属氧化膜。也可采用液式喷砂的方法，其优点是喷砂效率高且没有粉尘污染。

压缩空气的压力根据铸件的厚度而定。铸件的厚度为 0.5～1.5mm 时，常采用 0.15MPa 的压力；厚度为 1.5～4mm 时，则采用 0.25～0.35MPa 的压力。金钢砂的粒度通常在 80 目左右。

在喷砂处理时，将铸件置于喷砂机喷嘴下进行喷砂。在喷砂过程中注意：不断转动铸件，使各个部位冲刷均匀，防止局部冲刷过多而变薄；掌握好喷砂嘴的压力，对于铸件边缘金属较薄的地方，压力可小些，以免损坏铸件边缘而导致铸件不密合。

喷砂处理适用于高熔合金的清理。贵金属铸件表面的黏附物不能用喷砂机去除，因为喷砂的方法会使贵金属损耗大，其表面黏附的包埋材料多采用刷子刷，或用雕刀刮除。低熔合金由于强度低，易磨损，也不能使用喷砂机进行喷砂处理。

二、酸碱处理

（一）中熔合金的酸碱处理

金合金等中熔合金的铸件与包埋材料分离后，取出放入盛有稀酸溶液（清扫水）的玻璃或陶瓷容器中逐渐加热，至沸点后维持一段时间，当铸件出现金色时，取出铸件，用大量水冲洗。注意不能把铸件放入金属坩埚内加热处理，否则会将金属坩埚内的金属镀到铸件上。使用多次的酸溶液，当颜色发生变化后不能再继续使用。还可将铸件用超声波清洗器清洗，即把铸件放入超声波清洗器内的柠檬酸钠溶液中，获得良好的清洗效果。铜合金及其他中熔合金的铸件从铸圈中取出后，不必做酸处理。低熔合金也不必做酸处理。

（二）高熔合金的碱处理

对于钴铬合金和镍铬不锈钢等高熔合金，也可采取碱煮的方法，对铸件表面进行化学清理。即将铸件放入 20% 的氢氧化钠水溶液中进行煮沸处理。对于镍铬烤瓷合金，由于要保证金属与瓷的化学结合作用，一般不宜进行酸碱处理。

第四节　铸造常见问题、原因分析及处理

在熔模和铸型的制作、熔铸、凝固以及冷却过程中，由于操作技术以及金属、包埋材

料等性能方面的原因，常导致铸造缺陷甚至失败，常见的有下述几种情况。

一、铸造不全

在熔铸过程中，由于各种原因使熔化的合金未能充满铸型腔，导致铸件出现部分缺陷称为铸造不全。造成铸造不全的原因是多方面的。

（一）制作熔模的问题

1.制作的熔模太薄（如冠的殆面和边缘），会在过薄的部位造成铸造不全。因而在制作熔模时，要保证熔模的各个部位必须有一定的厚度，最薄处不小于 0.2mm。也可在冠的熔模边缘等薄细部位加排气孔，以防铸造不全。

2.铸道安插不当，铸件所在的位置与离心力作用方向所成的角度过大造成铸造不全。离心铸造的压力是来自铸造机旋转时产生的离心力，而流入铸型腔的液体合金所承受离心力的大小，是由熔模在铸型内的位置与离心力作用方向所成的夹角决定的，当熔模位于离心力作用方向的轴线上，即夹角为0°时，受到的离心力最大；当夹角为45°时，受到的离心力为1/2；当夹角为90°时，受到的离心力为0°。因此，在安插铸道时，尽量将熔模放在45°夹角区域内。

（二）熔模包埋问题

在包埋过程中，由于包埋不当会造成合金外溅，俗称跑钢或跑火，即浇注时液体合金冲破型腔导致合金外流。造成上述情况的原因如下。

1.包埋材料调和过稀过薄，包埋材料潮解过期，使包埋强度不够，在烘烤焙烧时，铸型破裂，引起跑钢。

2.包埋后所形成的铸型的铸道口过平过浅，缺乏一定的锥度，铸造时合金不能快速流入铸腔。

3.包埋材料透气性差也会导致铸造不全。可在包埋材料内加石墨，以改善其透气性，或在熔模上制作排气道。

（三）烘烤焙烧中的问题

1.升温过快

包埋材料尚未完全凝固，过早烘烤或烘烤时温度上升过快，都会导致铸型爆裂，引起跑钢现象，导致铸造不全。

2.温度低

烘烤焙烧温度低或时间短，铸圈未完全烧透，熔模可能未完全熔化挥发干净；另外，由于铸型腔内的温度低，加速了液体合金的凝固，从而导致铸造不全。

预防措施：在铸型的烘烤焙烧时，必须根据不同的包埋材料，达到一定的温度后，维持一定的时间。烘烤时铸腔向下，焙烧时铸型口向上，既可取得包理材料的温度膨胀，补偿合金的铸造收缩，也可提高铸造成功率。

（四）熔铸过程中的问题

1.合金投放量不够，由于投放合金时估算的量不准确，使投放量不足，造成铸造不全。

2.合金熔化不全，未全部熔融，只有一部分合金熔化就进行铸造，导致铸造不全。

造成合金熔化不全的原因如下。

（1）火焰不良　中熔合金采用汽油吹管火焰熔铸，若汽油过多出现黄色火焰，或汽油不足形成火焰细弱，都会因温度不够，造成合金熔化不全。

（2）熔化时间不够，未掌握好铸造时机　无论中熔合金或高熔合金在熔铸时都应密切观察其熔化状态，在确认完全熔化后再进行铸造。

（3）合金量太多，火焰的热量不够　若中熔合金的投放量超过40g时，只用一个普通的汽油吹管所能提供的热量很难将合金全部熔化，此时必须采用两个吹管火焰同时加热，方能将合金完全熔化。若使用高频铸造机熔铸时，合金在坩埚内要集中堆放，不能散放，如是块状合金应叠放，柱状合金可竖放，使合金紧密接触，都位于高频磁场内，以利于合金的全部熔化。

3. 铸造压力不足。离心机起动慢、旋转的初速度小；平衡砣调整不当，旋转臂两侧不平衡，铸造时震动大；铸造压力持续时间短，液体合金在凝固前铸造压力消失等，都会导致铸造不全。

在铸造时，如铸型大，可提高离心机旋转的初速度，加大铸造压力，延长旋转时间，在熔化合金凝固前，保持足够的铸造压力。

二、铸件收缩

铸件在液态、凝固态和固态冷却过程中会发生体积减小，这种现象称为铸造收缩。不同合金的收缩量有所差别。非贵金属高熔合金的收缩量大，钴铬合金的铸造线收缩率高达2.1%～2.3%，且收缩不均匀，会导致铸件变形，影响铸件精确性。

解决体积收缩的方法如下。

（一）利用包埋材料的膨胀

利用包埋材料的凝固膨胀、吸水膨胀和温度膨胀来补偿合金的铸造收缩，这是解决非贵金属高熔合金铸造收缩问题的根本途径。磷酸盐系包埋材料具有总膨胀量大，耐高温的优点。

具体措施如下。

1. 用高质量的产品，其凝固膨胀可达1.27%，温度膨胀可达1.12%。

2. 用硅溶胶液调和，比水调和有更均匀的膨胀。

3. 在铸圈内壁衬垫石棉纸或氧化铝、氧化硅纤维板作缓冲材料，减少铸圈的限制。

4. 包埋后往铸圈内注水或在铸圈内衬垫湿石棉纸，取得包埋材料的吸水膨胀。

在利用包埋材料的膨胀方面，不是膨胀量越大越好，因为包埋材料的凝固膨胀会伴有熔模的变形，温度膨胀过大又会影响铸件的精度，所以要求包埋材料的膨胀率要与合金的收缩率相一致，即包埋材料与铸造合金具有相同的热膨胀系数，这样才能保证铸件的精确。

（二）灌注膨胀模型

在取好印模后，用硅溶胶液调拌人造石灌注，制作模型。在膨胀模型上用间接法制作熔模。

（三）采用无铸圈铸型

无铸圈铸型是选用有一定强度的包埋材料（如磷酸盐包埋材料），包埋时不用金属铸圈，而是用硅橡胶、软塑料铸圈或蜡圈作为暂时性铸圈，待包埋材料完全凝固后，去掉暂时性铸圈，形成无铸圈的铸型。无铸圈铸型的优点是在烘烤焙烧时，包埋材料可以不受金属圈的限制，获得自由均匀的温度膨胀。

（四）采用分段铸造或带模铸造

对于跨度大或复杂的固定桥熔模，为了减少和弥补因高熔合金的铸造收缩所产生的变形，可采用分段铸造或带模铸造的方法，以免影响密合度和就位。分段铸造的各部分再采用焊接的方法将固定桥连成整体。

三、粘砂

铸造完成后，部分包埋材料与铸件表面牢固地结合在一起的现象称为粘砂。粘砂不仅造成铸件表面清理困难，而且造成铸件表面粗糙，增加磨光难度，影响了铸件的精度。

粘砂的方式主要有化学性粘砂和热力性粘砂两类。化学性粘砂是由于石英在高温条件下与合金中的碱性氧化物如氧化铁、氧化铬等发生作用，或石英砂成分不纯，内含氧化钙和氧化铁，在熔铸后的高温条件下，也可能与石英发生作用，形成化学性粘砂。热力性粘砂是由于包埋材料的耐火度不够或包埋材料内含有低熔点杂质，当合金熔铸时，在热力作用下，包埋材料被烧结到铸件表面形成粘砂。

预防措施：熔铸时掌握好温度和时机，切勿过熔，以防合金氧化；使用耐火度和化学纯度高的包埋材料；铸圈内各个铸件之间不要靠得太近，以免影响热量的散发。

四、表面粗糙

铸件表面有很多微小的突起、凹陷、毛刺、麻点的现象称为表面粗糙。

（一）形成表面粗糙的原因

1. 熔模的问题。在制作熔模时熔模表面光洁度差，包埋前熔模未进行脱脂处理，都可引起铸件表面粗糙。

2. 包埋的问题。包埋材料的颗粒过粗，造成铸件表面粗糙，内层包埋材料的涂挂性差或包埋调拌过稀。

3. 烘烤焙烧的问题。铸型烘烤焙烧温度不够。

4. 熔铸的问题。粘砂使铸件表面粗糙，如采用磷酸盐系包埋材料，合金熔铸温度过高，将使包埋材料里的氧化镁与合金中的氧化铬引起化学反应生成铬酸盐，使铸件表面粗糙。

5. 研磨的问题。如果研磨铸件时采用的砂石或磨料不当，磨具的转速或施加的压力不当都会引起铸件表面粗糙。

（二）防止铸件表面粗糙的措施

1. 制作熔模时，使熔模表面具有一定的光洁度，对熔模进行有效的脱脂处理。

2. 使用优质包埋材料，按正确比例调和。

3. 采用硅酸乙酯水解液加细石英粉作为内层包埋时，氨熏时间持续 20 ~ 30min。

4. 在铸型烘烤焙烧时必须达到要求的温度和时间。

5. 消除引起粘砂的因素。

6. 把握好熔金温度，防止过熔。

7. 研磨时选用正确的磨具，采取适宜的研磨速度和压力。

五、金属瘤

由于调拌包埋材料时或包埋时产生气泡，在包埋凝固后，气泡形成小空腔，在熔铸时合金液体流入空腔中，使铸件表面形成小的瘤状物，称金属瘤。

金属瘤多出现在铸造冠组织面的线角处或殆面的沟槽中，常阻碍铸件顺利就位，影响铸件的准确性，甚至要返工重做。

为避免金属瘤的产生，操作时应注意下列问题。

1. 包埋前仔细脱脂。

2. 内包埋时注意用小毛笔在熔模表面均匀地涂布包埋材料，排除气泡。

3. 调拌包埋材料时一定要注意排尽气泡，最好用真空搅拌机调拌包埋材料，在真空状态下包埋。

4. 铸圈灌满后，应立即抽真空去除包埋材料中的气体，防止包埋材料进入凝固状态，影响抽真空效果。

六、缩孔

合金凝固时，由于体积收缩在其表面或内部遗留下来的孔穴称为缩孔。多发生在铸件的肥厚处、转角处、安插铸道处，缩孔会严重影响铸件的质量。

（一）缩孔形成的原因

1. 收缩成孔。缩孔是因为液态合金凝固时体积收缩，铸件的肥厚处温度高凝固慢，在周围已经凝固，而得不到液体合金的充分补充时就会形成缩孔。

2. 热中心问题。铸道与铸件连接区若位于铸造热中心，则熔金在该处冷却慢，最后凝固时得不到液体合金的补充，就会在局部产生缩孔。

（二）预防缩孔的措施

1. 体积大的铸件，可设置储金球，将储金球放在热中心，使其成为合金最后凝固的部位，以补偿铸件的收缩。储金球的直径应大于熔模的最厚处，否则储金球内的合金将先凝固，不但不能起到补缩的作用，反而会引起反补缩效应；储金球应在距熔模 1.5 ~ 2mm 处，若超过 2mm，则储金球与熔模之间的一段铸道将先凝固，阻断储金球内尚未凝固的合金液体对铸件补缩的通道，不能起到补缩的作用。

2. 对不需设储金球的熔模，可适当加大铸道的直径，使铸道成为合金最后凝固的部位，以补偿铸件的收缩。

3. 将熔模置于铸圈内靠近顶端的 2/5 区内，以避开铸造热中心。

4. 对较大或结构较复杂的熔模，在熔模靠近安插铸道处，可安放排气孔，以散发热量，降低该处的温度。

5. 提高铸造压力，延长加压时间。

6. 尽量采用真空充气加压铸造法，可避免缩孔现象。

七、缩松

铸件上产生小而不连贯、形状不规则的缩穴称为缩松。缩松常产生在缩孔附近或铸件的厚薄交界处，与金属的液相点和固相点不同有关。未凝固的液体金属受到先凝固的金属结晶的阻碍，不能充分补缩正在凝固的区域，这样就容易产生缩松。纯金属凝固时几乎不产生缩松。

预防措施：可采取与预防缩孔相同的措施，设法使铸件先凝固、铸道后凝固。

八、缩陷

当铸造压力持续时间短于金属凝固时间时，使已经充满铸型腔的金属液体向铸道口回流，原铸型腔内被金属液排出的气体又进入铸型腔内，使金属凝固后表面产生凹陷或铸件边缘和线角处变得圆钝，这种现象称为缩陷。

预防措施：需延长铸造加压时间，使铸造压力持续时间大于金属凝固时间；在熔模的边缘安放排气道，以改善包埋材料的透气性。

九、砂眼、夹砂

砂眼、夹砂是由于液态合金浇注时的冲击力冲掉表面包埋材料或者是黏附在铸道口的浮砂随着液态合金被注入铸型腔内，砂粒在铸件的表面或内部造成孔穴的现象。砂粒可能来自铸型本身，也可能由外界落入铸型腔内产生。

预防措施：合理设置铸道，防止铸道和铸型内壁产生内夹角；掌握好包埋材料的使用方法和配方，提高铸型的强度和韧性；铸型在烘烤焙烧过程中，防止外界砂粒落入铸型腔内；注意清扫黏附在铸道口的浮砂。

本 章 小 结

本章介绍了包埋铸造技术及铸造常见问题、原因分析及处理。包埋技术包括包埋前熔模的处理。包埋时，必须根据使用合金的不同，正确选用包埋材料。使用不同的包埋材料，则应用不同的包埋方法，即一次包埋法和二次包埋法。口腔铸造属于熔模铸造，铸型分为有圈铸型和无圈铸型，经烘烤焙烧以后，浇铸入适量熔化合金形成铸件。铸造方法有离心力铸造、真空冲压铸造、蒸汽压力铸造等。铸造常见的问题有：铸造不全、铸件收缩、粘砂、表面粗糙、金属瘤、缩孔、缩松、缩陷、砂眼等。

习　题

一、单项选择题

1. 金属烤瓷材料属于下述哪一类（　　　）

A. 普通烤瓷材料　　　　　　B. 高熔烤瓷材料

C. 低熔烤瓷材料　　　　　　D. 中熔烤瓷材料

E. 超熔烤瓷材料

2. 中熔合金铸造包埋材料的主要成分是（　　　）

A. 二氧化硅及硬质石膏　　　B. 石墨和硼酸

C. 磷酸盐　　　　　　　　　D. 硅胶

E. 以上都有

3. 与纯金属比较，合金的性质特点下列说法正确的是（　　　）

A. 熔点与凝固点，合金开始熔化与最后熔化的温度相差很大，合金的熔点一般较凝固点低

B. 延性、展性、韧性，合金的延性及展性均较所组成的金属高，而韧性则低

C. 硬度，合金的硬度较组成它的金属差

D. 导电性，合金的导电性一般较原有金属好

E. 以上都不正确

扫码"练一练"

4.熔点范围在800℃的铸造金属属于（　　　）

A.普通铸造金属　　　　　　　　B.高熔铸造金属

C.低熔铸造金属　　　　　　　　D.中熔铸造金属

E.以上4种都不正确

5.铸造时石膏类包埋材料的加热温度必须在（　　　）

A.500℃以下　　　　　　　　　B.600℃以下

C.700℃以下　　　　　　　　　D.1000℃以下

E.1200℃以下

6.熟石膏调拌时的水粉比例为（　　　）

A.（20～30）ml：100g　　　　B.（40～50）ml：100g

C.（10～19）ml：100g　　　　D.（31～39）ml：100g

E.（51～60）ml：100g

7.贵金属铸造合金不包括（　　　）

A.铸造金合金　　　　　　　　　B.铸造银合金

C.铸造钛合金　　　　　　　　　D.铸造钯合金

E.以上都不是

8.中熔合金铸造包埋材料的固化膨胀性质，是由下述哪项的固化反应起主要作用的（　　　）

A.二氧化硅　　　　　　　　　　B.石墨

C.硼酸　　　　　　　　　　　　D.石膏

E.以上4种都有

9.临床常用的合金中铸造收缩最大的是（　　　）

A.钴铬合金　　　　　　　　　　B.钛合金

C.贵金属合金　　　　　　　　　D.18-8不锈钢

E.镍铬合金

10.熔模在铸圈内距离圈的内壁、圈的顶端的要求正确的是（　　　）

A.距内壁至少3～5mm，顶端8～10mm

B.距内壁至少3～5mm，顶端3～5mm

C.距内壁至少8～10mm，顶端3～5mm

D.距内壁至少1～2mm，顶端3～5mm

E.距内壁至少3～5mm，顶端1～2mm

二、思考题

1.简述各种合金熔解铸造的最佳时机。

2.根据合金的熔点不同，可将铸造分为哪三种类型？

3.根据熔模是否与模型同时包埋铸造，可将铸造分为哪两种方法？

（万　兵）

第六章

烤瓷熔附金属修复技术

学习目标

1. **掌握** 烤瓷熔附金属冠桥的金属基底设计；烤瓷熔附金属全冠塑瓷前的准备；塑瓷技术；回切技术；各部分瓷涂塑的方法；烤瓷熔附金属全冠的色彩控制；烤瓷冠桥制作中常见问题及处理。

2. **熟悉** 金属烤瓷冠的各部分结构及烤瓷冠的制作材料；烤瓷桥金属基底桥架的设计；常用的塑瓷工具及设备；瓷粉致密的方法；影响烤瓷牙颜色的因素。

3. **了解** 金瓷结合的机制；染色技术。

技能目标

学会烤瓷熔附金属的塑瓷技术。

人文目标

在塑瓷过程中，能够注重牙齿细节部分的恢复，如邻接关系，防止临床出现食物嵌塞等现象。

烤瓷熔附金属修复技术是由烤瓷材料在真空条件下熔附到金属基底冠上的金-瓷复合结构的修复体。具体是先用合金制作成金属基底，然后在其表面覆盖与天然牙相似的瓷粉，在真空高温烤瓷炉中烧结熔附而成。因此，烤瓷熔附金属修复体兼有金属全冠的强度和烤瓷全冠的美观，其颜色、外形逼真，色泽稳定，表面光滑度高，耐磨性能强，不易变形，抗折力强，有一定的耐腐蚀性，可作为长久性的修复，临床应用广泛。完美的烤瓷修复体制作，除了需要临床医师和技师的密切配合外，还需要技师充分了解自然牙齿颜色的变化和烤瓷材料性能。目前金属基底上塑瓷，无论哪种金属的塑瓷操作步骤基本相同，但不同厂家和不同瓷材的塑瓷步骤有细微差别。

第一节 基本概念及熔附原理

一、烤瓷冠的制作材料

制作烤瓷冠的材料包括外层的瓷层材料和内层的金属基底材料。

（一）瓷层材料

金属烤瓷修复的瓷粉一般由以下几种瓷粉组成。

（1）遮色瓷　又称不透明瓷，是直接与金属接触的瓷层，它不仅要将金属颜色遮住，又需考虑与牙体部瓷颜色的一致性。遮色瓷层也是决定金－瓷结合的关键。

（2）颈部瓷　用于烤瓷冠颈部的瓷粉，为了更好体现天然牙颈部较深的颜色，一般颈部需用专门的颈部瓷。

（3）牙本质瓷　在遮色瓷表面覆盖的类似于天然牙牙本质部分的瓷层，也是瓷层的主体部分，又称为体瓷。它是体现金属瓷冠的基本颜色。

（4）釉质瓷　涂塑在牙本质瓷表面，能够再现牙釉质透明特点的瓷层，相当于天然牙釉质部分，用来模拟釉质的半透明效果。

（5）透明瓷　具有相当高透明度的瓷层，用来模拟天然牙透明度比较高的部分，如切端。

（6）调拌液　用于调拌瓷粉，形成可堆塑的瓷泥。其基本组成一般为水和氧化锌，部分还包括甘油，加入甘油可以使调和好的瓷泥有更长的操作时间。

其他如肩台瓷、着色区瓷、模仿折裂纹等，均是为了使烤瓷牙达到逼真的效果，用于有特殊要求患者的修复。

（二）常用烤瓷合金

目前市场烤瓷合金品种超过百种，根据临床应用及合金的成分，一般可分为贵金属系列、非贵金属系列、钛基合金等三大系列。

1. 贵金属系列烤瓷合金

指以贵金属为主的烤瓷合金系列，根据主要含有元素的不同可分为金基合金系列、钯基合金系列等。

（1）金基合金系列　主要包括金－铂－钯、金－钯－银两种。金－铂－钯合金在口腔领域应用最早。其中金的含量较高，抗腐蚀性能好，富有延展性且容易加工。但是金－铂－钯合金硬度比较差，且由于以黄金和铂金为主要元素，价格较高。人们为了降低金－铂－钯合金较高的价格，用银元素代替铂元素，生产了金－钯－银合金体系。银元素可以适当改变合金的膨胀系数，但容易致烤瓷变色，因此一般建议加入极少量的银元素。

（2）钯基合金系列　钯基合金主要包括银－钯合金和高钯合金两种类型。银－钯合金是一种不含金的贵金属合金系列，虽然该合金的元素为贵金属，但其性能在口内更接近于非贵金属，因此一般称为半贵金属合金。

2. 非贵金属系列烤瓷合金

非贵金属系列烤瓷合金目前临床使用的主要为镍铬合金，主要成分是镍、铬及其他元素。其中含铍的合金铸造性能较好，但是相关研究表明，铍具有一定的人体危害性，因此已经限制铍元素的使用。此外，由于镍的过敏性以及抗腐蚀性差等缺点，导致了镍铬合金的应用范围逐渐缩小。但该系合金的机械强度高，铸造性能较好，适合多颗牙烤瓷桥的制作，且经济实惠，国内市场应用较广。

3. 钛基合金

钛合金的生物性能和化学性能较好，但由于铸造的难度大，需用专门的设备和专用瓷粉，而且应用时崩瓷或裂瓷率较高。目前临床应用较少。

二、金瓷结合的机制

烤瓷合金与瓷层之间有很大的结合力。一般认为结合力主要由化学结合力、机械结合力、范德华力组成。

（1）化学结合力 化学结合力是金瓷结合力的主要组成部分，是指在预氧化处理过程中金属表面形成一层氧化膜，该层氧化膜与瓷发生化学反应，通过各种化学键产生化学结合。

（2）机械结合力 金瓷结合面上经过氧化铝喷砂处理后，会产生一定程度的粗糙面，这既增加瓷粉对烤瓷合金的润湿性，又增加了接触面积，也提高了机械结合力。瓷粉熔融后进入合金表面的凹陷内，还可产生一定的压缩力。

（3）范德华力 金属与瓷之间熔融结合后，会产生紧密贴合后的分子间引力，即范德华力，这种结合力是以熔融的瓷粉与金属表面充分湿润为前提的。但正常情况下，瓷层在金属表面不能完全润湿，所以，该力在两者结合中所起作用有待进一步研究证实。

扫码"看一看"

三、制作烤瓷熔附金属修复体的材料要求

烤瓷熔附金属修复体兼有金属的强度和瓷的美观，如果金瓷结合不良，或者金属基底形态设计不合理，会造成瓷层破裂或脱落，色泽调配不良、修饰不当或牙颈部处理不当会引起烤瓷修复体美观问题等。临床上的失败病例，一般与烤瓷材料的生物学匹配、金瓷匹配和色彩学匹配等三个方面有关。其中，金瓷匹配是影响修复体成功的关键。因此，烤瓷合金和瓷粉应符合以下基本要求。

1. 两种材料应具有良好的生物相容性，满足口腔生物医学材料的基本要求。

2. 烤瓷合金与瓷粉应具有适当的机械强度和硬度，在正常殆力和行使口腔功能时不致变形和磨损。烤瓷合金应具备较高的弹性模量，铸造性能好，收缩变形小，具有良好润湿性，以便与瓷粉牢固结合。

3. 两者的化学成分中，在烤瓷熔融时应各有一种以上元素发生化学变化，使两种材料能紧密地结合成为一个整体，实现化学结合的可能。

4. 烤瓷合金与烤瓷粉的热膨胀系数应匹配，一般合金的热膨胀系数应略大于烤瓷材料的膨胀系数。

5. 烤瓷合金的熔点应大于烤瓷粉的熔点。合金的熔点必须高于瓷粉的熔点170～270℃，以保证瓷粉熔融时金属基底不发生熔融或者变形。

6. 各类烤瓷粉的颜色应具有可调配性，且色泽长期稳定不变。烤瓷合金中不能含有使烤瓷变色的化学元素，如铜元素。

考点提示 制作烤瓷熔附金属修复体的材料要求。

第二节 烤瓷熔附金属冠桥的设计

一、金属烤瓷冠的结构

金属烤瓷冠是由低熔烤瓷粉在真空条件下烧结熔附到金属基底冠上形成的金－瓷复合结构的修复体。金属结构最常用的制作方法是失蜡铸造法，随着数字化口腔的发展，也可用CAD/CAM技术切削形成。瓷结构是将瓷粉与专用液或水混合形成可操作的瓷粉糊，然后致密

堆积在金属基底上，吸干水分后将金属和瓷外层结构一起置于真空烤瓷炉中烧结完成。金属及瓷层结构的分布如图6-1。

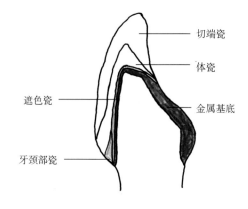

图6-1　金属烤瓷冠结构示意图

切端瓷
体瓷
遮色瓷
金属基底
牙颈部瓷

二、烤瓷熔附金属冠金属基底设计

扫码"学一学"

（一）金属基底结构的设计类型

1. 全瓷覆盖金属基底

牙冠的近远中面、颊舌面、𬌗面都设计有瓷层覆盖，其最大的优点就是美观。但为了避免瓷粉较大的收缩性影响边缘的密合性，舌侧边缘通常设计为金属边缘（图6-2a）。

2. 部分瓷覆盖基底

唇颊面等影响美观的部分设计为瓷层覆盖，而𬌗面或舌面设计为金属，邻面则根据具体情况而定。一般适用于颌间距离小，咬合紧的病例。设计时要注意将金瓷衔接处避开咬合功能区（图6-2b）。

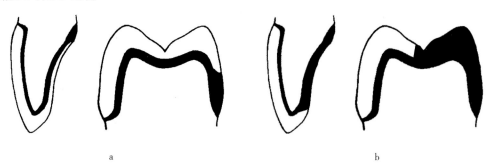

a

b

图6-2　金属基底结构的设计类型

a.全瓷覆盖；b.部分瓷覆盖

（二）金属基底的基本要求

1. 金属基底的外形

金属基底的外形应与预备后基牙的形态相协调，临床治疗过程中，若基牙牙体组织缺损较大，应先用充填材料恢复牙体外形后再进行牙体预备，不能通过增加金属基底或瓷层局部厚度来恢复牙冠外形。

2. 金属基底的表面

金属基底表面不能有锐角、锐边，表面形成的曲面要光滑，防止由于应力集中而导致瓷层崩裂。

3. 金属基底的厚度

从强度来看，金属基底结构厚度越厚越好，但由于预备空间有限，金属基底的厚度有一定的要求。金属基底要保证瓷层的厚度空间：唇、颊面不少于1.0mm，切端1.5～2.0mm。要尽可能保证瓷层厚度一致。瓷层厚度过厚，容易形成气泡，外力作用下容易引起折裂。因此，烧结的瓷必须有金属的支持，瓷层过厚的地方可考虑由金属基底适当恢复其厚度。金属基底在制作过程中也应尽可能保持厚薄均匀一致。若基底厚度不均匀，会使金-瓷界面温度效应不一致，容易发生瓷层崩裂。就烤瓷单冠而言，一般要求贵金属厚度0.3～0.5mm，非贵金属厚度可以适当小些，0.2~0.3mm。如果是烤瓷桥修复，薄弱部位的厚度应适当增加，如连接体处。金-瓷修复体的金属基底不能过薄，过薄的基底在喷砂打磨时容易穿孔，穿孔处在高温下成为界面应力集中区，在冷却时也不能给予表面瓷足够的压应力。如果采用钛金属作为金瓷修复体的基底，由于钛的弹性模量较低，在不透出金属色的前提下可适当加厚金属基底厚度。

考点提示　烤瓷熔附金属基底的基本要求。

（三）金属基底龈边缘的设计

1.边缘的特点

烤瓷冠边缘的密合度是烤瓷冠修复成功的关键因素之一，烤瓷冠唇颊侧边缘处金属基底的厚度比较薄，在制作过程中，金属基底要经过铸造、打磨、高温烧烤等过程，这些操作容易造成金属基底边缘部位变形，增加了边缘密合性降低的可能性。

2.边缘的强度

烤瓷冠的边缘部位是应力相对集中的区域，且烤瓷冠边缘瓷层比较脆弱，容易产生崩瓷，因此既要保证金属与瓷相匹配，又要保证边缘有足够的厚度，才能保证边缘的强度。

3.边缘的类型

（1）有圈边缘　修复体牙龈边缘全部为金属，形成宽约0.5~0.8mm的颈环（图6-3a）。由于金属露在外面，美观性能较差，但烤瓷冠边缘的密合度及强度均较好。由于美观性的影响，现临床较少使用，常用在修复体舌腭侧的设计。

（2）无圈边缘　覆盖基牙龈边缘全部是金属基底，但没有金属颈环（图6-3b）。由于边缘逐渐移行变薄，在与牙表面交界处形成羽刀状，弥补了金属颈环暴露金属的缺点，且保留了金属边缘密合性好、强度高等优点。临床医师若备成较宽的直角肩台，可使用这种设计，以增加金属边缘的强度及为瓷层提供足够的空间。

（3）全瓷边缘　预备体牙龈边缘仅内侧有金属基底覆盖，其余部分全部被肩台瓷所覆盖（图6-3c）。这种设计的优点是美观性好，但因瓷的收缩变形大，颈缘密合性较差，容易发生瓷崩裂。为保证瓷层强度，要求颈部预备成宽0.8mm以上的肩台，并使用肩台瓷提高颈缘的密合性、强度及美观性。

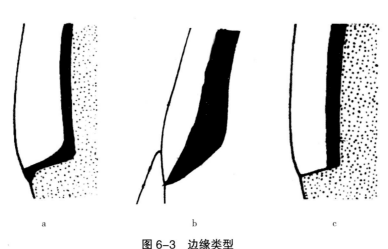

a　　　　　　　　　b　　　　　　　　　c

图6-3　边缘类型

a.有圈边缘；b.无圈边缘；c.全瓷边缘

（四）金瓷结合部设计

金瓷结合部的设计包括衔接的形式设计和位置。金瓷结合的形式一般有两种形式：一种为垂直接触，又称为平齐对接，金属设计成阶台台面与瓷交界面呈平面对接形式，阶台与咬合力的方向垂直，一般阶台的宽度不少于0.5mm，以1mm为佳；另一种设计为瓷层移行包绕金属，这样可以增强金瓷结合处的强度。金瓷结合处的位置应避开咬合着力点。由于金属和烤瓷磨耗速度不同，若将金瓷结合部设计在咬合处，磨耗后容易形成台阶，导致应力集中，破坏金瓷结合。且金属和烤瓷材料在受力相同的情况下的变形程度也不同，容易导致金瓷结合处出现崩瓷的现象。一般前牙的金瓷结合处设计在咬合接触区的近颈部，后牙设计为全瓷殆面或者设计在非咬合功能区。

（五）邻面接触点的设计

邻面接触点的设计首先考虑的是美观，因此前牙及后牙的近中邻面接触区通常设计为瓷面，而后牙远中邻面则可以设计为瓷面或金属面。从技工操作角度看，加瓷比加金属容易，而且瓷面易抛光，更有利于邻面卫生的维护，因此邻面接触点的设计，若无特殊要求，一般均采用瓷面设计。

三、烤瓷桥的基底结构设计

烤瓷金属桥架由固位体的金属基底、桥体支架和连接体3个部位组成，烤瓷金属桥架制作方法可分为整体铸造法和焊接法。整体铸造法是铸造时固位体金属基底和桥体支架的熔模连接成整体进行铸造；焊接法多用于多单位的烤瓷桥制作。固位体的金属基底制作要求与单冠制作要求基本一致。

（一）桥体金属基底的设计

按桥体龈端与牙槽嵴黏膜接触的关系，桥体可分为接触式桥体和悬空式桥体。一般烤瓷桥体则采用改良盖嵴式，既容易清洁又兼顾美容。

桥体组织面的设计：桥体龈端与牙槽嵴黏膜之间留有1mm的间隙。此间隙由瓷层恢复桥体龈端组织面的形态，因为瓷具有良好的生物相容性，而且瓷表面可以高度抛光，减少了桥体菌斑聚集的可能性。在保证修复体颊侧美观的前提下，桥体与黏膜接触的面积要尽可能小，防止食物残渣聚集，且不易清洁。

相对于天然牙的形态，桥体一般通过减小颊舌径的方法减小桥体的受力。

（二）连接体的设计

金属连接体是金属烤瓷桥基底设计中很重要的部分。连接体位于天然牙的邻面接触区，既要保证外展隙有足够的空间，也要保证有足够的强度，还应考虑修复体的自洁和易清洁性。

1. 强度的要求

（1）连接体的尺寸与强度的关系

厚度（殆龈高度）：桥体承受咬合力时，最重要的因素是连接体的厚度。桥连接体的强度与厚度的立方成正比，即连接体的厚度增加2倍，它的强度相应增加8倍。

宽度（唇颊舌径）：桥体的强度与连接体的宽度成正比，连接体的宽度增加2倍，强度也增加2倍。

长度：桥连接体的强度与长度的立方成反比。桥体长度越长，桥体的弯曲强度越小。

（2）连接体的横截面形态 设计时应综合考虑强度、自洁性及美观性，根据牙体形态，前牙设计为圆三角形，后牙设计为圆长方形。

（3）在不影响美观的前提下，应尽量增加连接体的切龈向和殆龈向厚度，前牙可延伸至接近切缘，后牙延伸至殆面附近。

（4）连接体的表面应呈平缓的曲面，若形成锐角或窄缝，易造成应力集中，且不易清洁。

2. 美观的要求

在保证咬合关系的情况下，前牙的连接体尽可能向舌腭侧、龈方增厚，以保证唇侧瓷层空间。为了保证前牙美观，外展隙应向连接体内深入，连接体在唇侧近乎不可见。殆外展隙也应保证一定的宽度和深度，以形成边缘嵴。

3. 自洁性和易清洁性的要求

连接体龈端间隙应留有足够空间位置，考虑自洁且易于清洁。连接体龈端应形成"U"形凹面，而不是"V"形狭缝。

4. 连接体的制作方法

（1）整体铸造法 先制作固位体、连接体和桥体的整体基底蜡型，然后整体包埋铸造制作金属基底，制得的金属基底桥架强度高但精度容易受影响，适用于较少单位的短固定桥。

（2）焊接法 精度高，用于跨度长的多单位烤瓷桥制作。将烤瓷桥完成固位体、桥体、支架熔模后，再切割分成若干部分分别进行包埋、铸造，再通过焊接使各部分连接形成一个整体金属桥架。焊接法可有效避免长桥的收缩变形。随着口腔材料学的发展，仪器加工精度提高，焊接法现已较少应用。

根据焊接与塑瓷的先后顺序可分为前焊法和后焊法。前焊法使用高熔焊料，将分段金属桥架焊接成整体，再行塑瓷；后焊法使用低熔焊料，待分段金属桥架塑瓷后，在烤瓷炉内焊接成整体。此外，也可采用激光焊接的方法进行焊接。

四、烤瓷熔附金属冠桥瓷层设计

在瓷冠设计时，应根据口腔上下牙列的咬合关系及美观要求来选择瓷冠的覆盖形式及瓷材。烤瓷全冠的瓷层设计有两种形式，即全瓷覆盖和部分瓷覆盖。其特点在于，充分利用了金属与烤瓷两种材料的特性，不仅发挥了烤瓷材料的美观效果，又发挥了金属材料的坚韧性能，兼顾了美观效果和咀嚼功能。

瓷层覆盖的基本形式可分为全瓷覆盖和部分瓷覆盖两种。但实际制作过程中两种的形式划分并不十分明确，一般来讲，前牙的舌隆突以上，后牙的颊侧及所有牙尖全部被瓷覆盖可认为是全瓷覆盖，其他的则被认为是部分瓷覆盖（图6-4）。

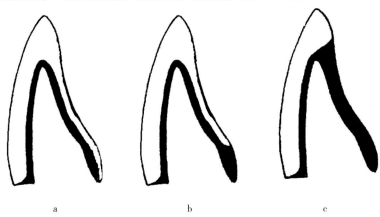

a b c

图6-4 烤瓷熔附金属冠桥瓷层设计

a，b.全瓷覆盖；c.部分瓷覆盖

第三节　烤瓷熔附金属上瓷前的准备

一、金属基底预处理

（一）金属基底瓷结合面的处理

金属基底口内试戴后，在塑瓷之前，需要对基底表面进行一次理化方面的处理。

1. 打磨

打磨主要是去除金属基底表面附着的包埋材料的细小颗粒、金属小瘤以及过厚的氧化膜。同时还要对金属基底的形态、厚度进行调整。金属表面的状态影响金瓷结合的强度，表面的粗糙有利于金瓷的机械结合，若磨头选择不当或打磨方向不正确导致表面过分凹凸不平，这样涂塑的瓷粉不能进入凹陷深部，导致瓷层深部留有空隙，高温烧结时，空隙里的空气就成为气泡反映到瓷面上，从而影响金瓷的结合强度和表面颜色。

因此，打磨金属基底表面时，要避免产生过深的凹陷而使得空气和打磨的碎屑嵌入金属表面导致瓷层的污染、变色和产生气泡。打磨最好使用钨钢磨头，且打磨时用力要轻，最好顺着同一个方向打磨，可避免将打磨碎屑嵌入金属划痕中。

2. 喷砂

喷砂的目的是清洁及粗化金属表面，借助金属表面的凹凸以扩大金瓷接触面积，使金属与瓷相互嵌合起到锁结作用，提高金瓷的机械结合强度。

3. 清洁

将经过打磨、喷砂的金属基底表面污染物质洗净。先用蒸汽压力清洗机冲洗，然后置入小玻璃皿内加入无水乙醇，放入超声清洗机，用超声波清洁 1 ~ 2min，然后用清洁器械夹持金属内冠的操作柄，置于耐火瓷盘上，注意不得用手或其他污物接触金属基底。等待其自然干燥，检查金属内冠表面是否呈均匀银灰色，若有不清洁斑点，应重新喷砂或更换清洁液，再次清洁，直至表面呈清洁均匀的银灰色。然后可送进烤瓷炉内进行下一步操作。

如果采用贵金属材料，清洁液应改用氢氟酸或 30% 盐酸溶液，然后用中和液中和，再用蒸馏水超声清洗。

4. 排气和预氧化

（1）排气的目的　合金在熔化铸造过程中，表层会带入少量气体，而这些气泡会破坏金瓷结合强度。排气时的温度比瓷的烧结温度高 30℃，通过排气可去除金属表面有机物和释放金属表层气体，防止产生气泡，并可消除对金瓷结合不利的因素。

（2）预氧化的目的　预氧化是指合金在一定条件下表面形成一薄层氧化物，氧化层是金瓷化学结合的必备条件。

一般 0.2 ~ 2μm 厚的氧化层即可达到最大的结合强度。氧化不足或氧化过度均不利于金瓷结合，氧化不足不能提供足够的金瓷化学结合和良好的润湿效果，氧化过度容易形成过厚的氧化层，而氧化层的热膨胀系数与瓷不匹配，在金瓷复合体加热或冷却过程中就会形成内应力而导致界面直接折裂。

（3）具体操作　将超声清洗过的金属基底放在烤瓷耐火盘的支架上。若为贵金属合金，需要在其表面均匀涂一薄层金属处理剂。金属基底连同耐火盘在炉膛口得到充分干燥后送入炉内，根据所用材料的操作说明调整排气预氧化的温度与时间。一般是高于烤瓷的烧结温度30℃左右，时间保持3～5min，然后再升温到1000℃，真空度达到10.1kPa，并放气，然后在空气中预氧化5min后，取出冷却，注意在操作过程中避免用手或不洁之物接触，以免污染金属基底冠表面（图6-5）。

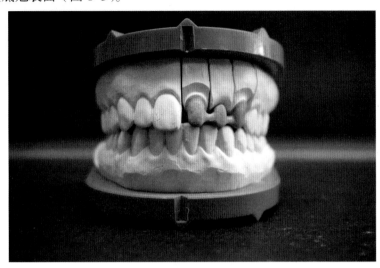

图6-5　金属基底处理后

以上处理可以有效除去影响合金与瓷熔附过程中两者相结合的因素，如包埋材料及金属的细碎片等；可以加强合金与瓷的结合力，防止瓷层产生气泡，增加其强度与美观等。

考点提示　塑瓷前金属基底的处理。

（二）金属基底表面颈缘的处理

1. 贵金属合金基底表面颈缘的处理

贵金属烤瓷合金基本上不会出现颈缘灰暗现象。但为了稳妥起见，仍应在唇侧颈缘部涂上金黄色粘接剂后，再按照厂家说明予以烧结。

具体方法：在金属基底冠唇侧边缘，用笔蘸黄金结合剂涂擦，宽度约1mm。由于结合剂具有很强的黏性，涂布较困难，因此，在涂抹或烧制时，可先将其放在四氯化碳中溶解后，再涂布于边缘，或者可以慢慢烘干，以免浸染到其他不需涂抹部分。涂上黄金结合剂后，边缘呈现金黄色，这部分的不透明瓷可以不涂，或者只需涂很薄一层即可。对比常规操作，既可避免为去掉边缘黑线必须涂上较多的不透明瓷而导致完成后的牙冠在唇侧边缘处可见高反射率不透明层的缺点，也可避免因不透明瓷的多孔性刺激龈缘引发牙周病的发生。

2. 非贵金属合金基底表面颈缘的处理

非贵金属合金易形成颈缘黑线，已是公认的事实。由于金黄色粘接剂很难熔附于其边缘之上，因此，采取与贵金属合金不同的方法来处理非贵金属合金。

具体方法：首先用氧化铝（颗粒直径为50～100μm）喷砂；然后在清洗干净后的金属表面涂一层很薄的不透明瓷，以高于不透明瓷的烧结温度约10～20℃进行烧结；最后用表面处理剂涂布金属基底的颈部，根据说明书中所要求的时间表烧结。该表面处理剂的烧结温度相比上述黄金结合剂要低，但与不透明瓷的烧结温度相近，烧结后即可按常规塑瓷、成形、烧结，直至全部完成。

二、常用塑瓷工具

（1）调瓷盘　堆放调拌瓷粉的基盘，可以用玻璃板替代。

（2）调刀　用于从容器中取出瓷粉及调拌瓷粉。可用金属或玻璃等成品制成。

（3）小毛笔　用于瓷粉成型。用貂毛制作的毛笔性能最佳。根据不同的操作需要，可使用不同型号大小的专用毛笔。一般来说，小号笔用于染色，中号笔用于细微处的操作，较大号笔用于瓷的涂塑，大型柔软笔则用于平整光滑涂塑后瓷层的表面。

（4）成型工具　包括成型刀在内的各种成型器具，用于瓷粉成型、牙冠部窝沟等细节的刻画。

（5）回切刀　用于瓷粉切割，刀片厚度较薄，约为0.1mm。

（6）夹持器　用于夹持烤瓷冠的夹持柄，利于塑瓷震动等操作。

（7）吸水纸　用于吸取瓷粉中多余的水分。要求吸水性好、吸水后纸张上的纤维不易脱落。实际操作中一般使用含有较长纤维不易破碎的面巾纸。

（8）小锤　用于敲击模型产生震动以致密瓷糊。

（9）海绵　用于吸取毛笔尖上的水分，使毛笔含有适宜的水量，以便于蘸取瓷粉进行塑瓷。

常用塑瓷工具见图6-6。

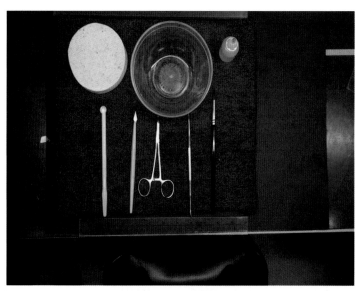

图6-6　常用塑瓷工具

三、烤瓷设备

真空烤瓷炉是口腔修复科烧烤牙用瓷体的专用设备之一。常用烤瓷炉分为卧式、立式两类。为了达到满意的烤瓷修复效果，真空烤瓷炉均具备以下功能。

（1）烤瓷炉应具有控温设备，并能显示烧烤过程中的各项参数。

（2）烤瓷炉的最高温度应能达到烤瓷的熔解温度，通常根据烤瓷的熔点将其分为高温烤瓷（1288～1371℃）、中温烤瓷（1090～1260℃）和低温烤瓷（871～1066℃）。

（3）烤瓷炉应具有抽真空功能，并能控制真空度以提高烤瓷质量。

第四节　塑瓷技术与熔附烧结

一、塑瓷技术

烤瓷冠瓷层的涂塑过程要受塑瓷方法、瓷致密方法和吸水技术等诸多因素的影响。

1. 塑瓷方法

能否获得具有自然颜色与光泽的烤瓷牙，取决于各瓷层合适的厚度及正确的塑瓷方法，其中塑瓷方法尤为重要。目前，常用的塑瓷方法根据使用工具的不同分为调刀法和笔积法。

调刀法，使用调刀一次堆放较多量的瓷泥，堆塑时无需反复吸水，不容易带入气泡，而且操作迅速，成型快，不必换工具即可振动排水。调刀法适用于大量瓷的堆塑，如牙本质瓷。

笔积法，用上瓷毛笔在一定的条件下逐渐加瓷，最终形成设计的瓷体形态，它表达出的颜色比较自然。但瓷体水分较大，需要经常吸水，反复添加的过程中会带入气泡，操作过程比较慢，此外需要更换其他工具进行填压吸水操作。笔积法适用于少量精细的加瓷和上釉操作。

在实际操作过程中，可根据个人的熟练程度灵活运用上述两种方法（表 6-1）。

扫码"学一学"

表 6-1　塑瓷方法比较

调刀法	笔积法
不会出现水分过多现象，不必反复进行吸水操作	因毛笔头含有水分，在塑瓷时可以长时间保持湿润，但会出现水分过多的现象，此时需用面巾纸或纱布吸水，现在操作过程中常运用"热风技术"，提高工作效率
可以大量堆塑，操作快，较少埋入气泡，且可用调刀背切压，牙冠成型简单，速度快	一次仅少量堆塑，成型需反复多次地涂塑，有增加气泡埋入的可能性，且较费时
少量添加瓷粉时，水分会被下层瓷吸收，细节难控制。为了使瓷泥容易追加填入，需加压，此过程易压入气泡，压力容易使下层瓷移动，导致裂纹的产生	少量追加时，添加瓷因笔尖湿润性易与先前堆塑瓷相融合，常用于精细部位的操作，如涂塑釉质瓷和特殊色烤瓷
用调刀在瓷表面抹平或轻敲，无需更换器具便可使瓷层致密	填压时必须通过使用其他器具来持振动瓷层，从而使瓷层致密

2. 瓷致密方法

瓷致密是指让瓷泥中的瓷粉颗粒自身紧密的操作。堆塑好的瓷泥中含有较多量的水分，通过瓷致密可以将瓷粉中的多余水分和混入的空气排出，从而增加瓷泥的密度，并减少了烧结时瓷的收缩，提高烧结后瓷的强度。

目前，瓷层致密方法有以下几种。

97

（1）振动法　最常使用，也易掌握。通过振动使瓷粉沉积、致密，让多余的水分从表面析出，产生振动的方法有很多种，如常利用雕刀柄上的锯齿在夹持器上来回移动产生振动，也可用将塑瓷后的修复体戴在模型上，用小槌敲击模型底座以及使用超声波振荡器振动等。无论采用何种方法，在操作过程中需控制好振动的强度。

（2）调刀法　使用雕刻刀或调刀，在填压瓷粉的同时使其表面光滑，同时吸去表面多余的水分。操作过程中应注意调刀的力度，避免破坏之前堆塑的瓷层。

（3）毛笔法　笔积法涂塑的瓷泥表面有较多水分时，可用毛笔笔尖蘸干燥的瓷粉去吸水，通过虹吸现象吸取下层水分。也可用干燥的毛笔直接吸走水分。

（4）平整法　瓷堆塑完成后，可以轻轻抖动笔杆，使水分和空气浮出表面，瓷粉颗粒发生运动，从而填平凹陷，瓷表面因此光滑变平，然后再吸去多余水分。

（5）沉淀法　是排除瓷泥中气泡的一种方法。当瓷泥比较干时，气泡不易排出，可以先加少量的水分，使得瓷粉颗粒向下运动，从而排出气泡，达到瓷致密的目的。

以上几种方法基本都是利用传统的吸水方法，即用干的吸水纸，利用毛细作用达到吸水的目的。由于吸水过程中水分的流动，不同瓷层之间容易随着水分移动，从而导致烤瓷修复体颜色的变化。为克服以上缺点，可用"热风技术"替代吸水操作，就是用吹风机的湿风干燥，但此法并不能代替瓷致密的过程。在实际操作中，不同部位瓷层的涂塑灵活采用吸水技术和热风技术。涂塑牙本质瓷时可以用面巾纸吸水，涂塑釉质瓷和透明瓷，进行少量追加、补缺和最后填压等阶段的操作时，可使用"热风技术"。

考点提示　瓷致密方法。

二、各部分瓷的堆塑

（一）遮色瓷的堆塑及烤瓷冠底色的完成

底色一般是指牙本质瓷涂塑前的打底颜色。金属表面的颜色、遮色瓷的颜色、牙冠颈部颜色、底部染色等四种颜色均可影响底色。遮色瓷并非完全不透明，金属基底冠表面尤其是颈缘金属颜色会对底色色调影响较大。所以在实际操作时要用遮色瓷、颈缘肩台瓷及染料来涂塑烤瓷冠的底层。

1. 遮色瓷的涂塑

遮色瓷又称不透明瓷，是牙冠底色的主体构成和烤瓷全冠的颜色基础，所以应该注意确定其颜色及厚度。遮色瓷烧结后在金属表面的厚度一般为 0.2 ~ 0.3mm，如用遮色糊剂则为 0.15mm 左右。涂塑遮色瓷时应均匀涂布于金属基底表面，以最薄的厚度达到最佳的遮色效果，留出更多的空间用于增加牙本质瓷的厚度，从而使修复体颜色的效果更为自然逼真（图 6-7）。

遮色瓷涂塑过程中应符合以下要求。

（1）遮色瓷的调拌　用玻璃棒将瓷粉调拌成适度的冰淇淋状，有一定的黏稠度。若水分过多会造成流动性过大，很难进行塑瓷和填压。若水分过少，瓷泥过稠则不容易在金属基底面上涂塑铺展。

（2）金属表面的润湿　金属表面润湿性可以使遮色瓷层与金属表面更好地吸附。

扫码"看一看"

（3）遮色瓷的涂塑　一般用笔积法操作，遮色瓷较薄，用笔积法对细节的操作容易掌握。笔毛不宜含过多水分，操作时，一般在玻璃板下垫湿毛巾用于调顺笔尖，有利于瓷泥的涂塑。由于金属表面凹陷度不同，瓷泥容易在较低处聚集。因此在塑瓷过程中，水分过多时应及时用面巾纸和纱布吸取。具体操作方法：轻轻震动塑瓷的金属基底溢出水后，立即吸去。反复吸水操作，使得烤瓷泥流动性减少，直至在强烈的振动下瓷泥都不在流动。

遮色瓷的烧结法根据烧结次数分为一次烧结法和二次烧结法。一次烧结法是一次堆塑足够厚度的瓷层。二次烧结法是指第一层涂的极薄并按高于指定温度 10 ~ 20℃烧结，而第二次则用通常的方法塑瓷、烧结，达到需要的厚度和效果。

有些品牌的遮色瓷呈糊状，无需调拌，可以直接塑瓷。

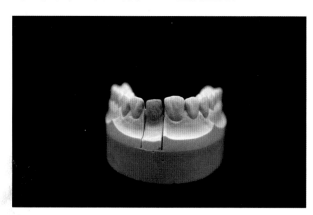

图 6-7　遮色层涂塑

2. 牙颈部烤瓷的涂塑

牙颈部的颜色较牙体部深，透明度低，因此颈部需涂塑专门的颈部瓷。牙颈部瓷的涂塑方法是在遮色瓷上从牙颈部向切端方向涂塑薄薄的一层，考虑瓷泥烧结后的体积收缩，颈部瓷泥应堆塑比预期的体积要大一些，侧面观应呈水滴状。

颈部瓷的量较少且位于修复体的边缘处，其烧结的温度应比牙本质瓷的温度低20 ~ 30℃。牙颈部瓷可以与体瓷一起烧结，但一般建议颈部瓷堆塑后单独烧结，这样若发现颜色不佳，可通过染色进一步调改。

由于牙颈部烤瓷厚度较薄，颜色容易受遮色瓷的影响。一般在颈部使用着色剂或深色遮色剂可形成与自然牙颈部相似的色泽。采用遮 - 体瓷混合瓷粉可增加半透明效果，这是一些厂家特殊配制的瓷粉，其塑瓷方法与普通的牙颈部烤瓷操作基本一致，但它可以降低牙本质瓷层较薄部位如牙颈部、邻面、唇侧底层遮色瓷的强反射，从而使色调自然。

3. 底色染色

染色法调整底色，一般用于患者牙齿颜色有特殊要求或烧结后的底色与所需色调不协调时，对牙色起到调和的作用。

通常情况下，常用单色不透明烤瓷来塑瓷烧结，然后结合使用底色染色方法对牙颈色和切端色进行调整、染色。使用时应严格按照厂商的使用说明进行染色和烧结。

（二）牙本质层烤瓷的堆塑

牙本质瓷，又称体瓷，是烤瓷修复塑瓷操作的主体部分，因此其操作非常重要，一般采用先堆塑形成完整修复体的形态，然后进行回切的操作方法，这种操作可以使瓷层具有清晰的层次结构。所谓回切技术，是在塑瓷时，先用牙本质瓷形成牙冠的外形，然后震动压实，再依照釉层及透明层厚度的需要量在牙本质瓷上回切，再将釉质瓷及透明瓷从切端向冠中央移行涂塑，充填回切后的间隙，恢复牙冠外形，以仿照天然牙被釉质及透明层包被的效果。

1. 塑瓷

牙本质瓷瓷层较厚，可大量堆塑，一般使用调刀法。塑瓷时，瓷泥先在调拌板上排出气泡，用调刀取足够分量的瓷粉一次涂塑迅速成型，再采用震动法等使瓷粉致密，防止以后的操作中瓷层变形（图6-8）。此阶段所涂塑和成型的牙冠形态与最后成型的冠大小相似，由于瓷层回切，且外层由透明瓷包绕，因此不必依照通常方法多涂塑20%，仅在切缘稍微厚2mm即可。

2. 回切

牙本质层瓷的回切不仅为表面釉质瓷和透明瓷提供空间位置，还能使牙本质瓷制成的类似于牙本质的包绕结构，提高烤瓷牙的美观逼真度。

在回切牙本质层瓷时，首先应先标记出需要切割的部分，再按照标记线精确切削，但由于瓷层容易移位崩塌，因此操作时应十分小心（图6-9）。

牙本质层瓷的回切分以下三步。

（1）唇面的切削　包括切1/3回切、中1/3回切及回切面的修整三部分。由于牙齿的唇面有一定的凸度，因此不能从切端一直到牙颈部作为一个平面进行切削，应从切1/3处和中1/3处分两面切削。

切1/3回切：在牙本质层瓷的切端唇侧边缘1mm处画线标记，在离唇面切1/3处下刀切削。

中1/3回切：沿中1/3处的平面切削瓷层，注意在唇面形成一定的凸度。

修整回切唇面：用毛笔轻轻清除两平面相交的棱角，平整两个平面，形成一定曲度的轮廓。最后用刀片刺检，检查牙本质瓷的厚度。

（2）邻接面的切削　为获得与天然牙相类似的釉质包绕牙本质的效果，需要对邻面进行回切，方法与唇面回切相同。邻面回切除了切龈向需形成凸度，颊舌向也应形成一定的凸度，且远中面比近中面更明显。操作时，应注意维持邻面的这种凸度。在回切之前也先画出精确的标记线，切削时应该注意邻面切龈向及唇舌向均为圆滑的弧形。

（3）指状结构的形成　指状结构是指天然牙发育沟相对应的釉质内存在着手指状的牙本质结构，在切端常表现出的波浪状的高透明度形态。为了定位准确，通常应先在邻面回切之前做好标记线，参照所画标记线，常在相应的牙本质瓷层部位回切成"V"形沟，"V"形沟位于切1/3，即从切端到中1/3与切1/3交界处之间刻出形态，并用毛笔抹平沟底，形成自然的指状沟的形态。

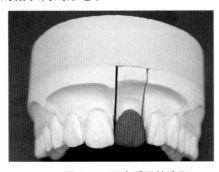

图6-8　牙本质层的涂塑

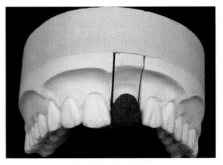

图6-9　回切

（三）釉质层瓷的涂塑

釉质瓷的作用相当于天然牙的牙釉质，釉质瓷将指状结构填满后还应继续堆塑，最终形成的牙齿形态与牙本质层瓷堆塑回切前相同或稍小。堆塑时，先从切端向牙颈部推进。在切端要覆盖住牙本质层瓷，并做成与指状构造相似的形态。邻面也应均匀的从切端向牙颈部堆塑，防止在操作过程中牙本质层瓷的移位（图6-10）。

（四）透明瓷的涂塑

釉质瓷的涂塑完成后，用透明瓷覆盖在整个唇面的釉质瓷上，这样烤瓷牙瓷层就形成了牙本质瓷、釉质瓷及透明瓷的多层结构（图6-11）。透明瓷涂塑后，牙本质瓷的深色和牙釉质瓷的乳白色效果更接近于天然牙。考虑到烤瓷收缩和后期车瓷形状修整，透明瓷堆瓷后的牙冠要比完成的牙冠大15%～20%。烧结收缩后会形成0.2～0.3mm的透明烤瓷。操作过程中应注意的是透明瓷不能过厚，否则牙冠颜色会变暗而稍呈淡蓝色调。

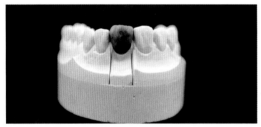

图6-10　釉质层的涂塑

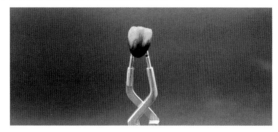

图6-11　透明瓷的涂塑

切缘的舌面若需产生釉质包绕效果，也应切削牙冠的切1/3舌面部分瓷体，用透明瓷或釉质瓷进行回填。

由于瓷的烧结收缩，牙齿邻面接触缺失，需通过在邻面添加透明瓷或釉质瓷重新堆塑邻接点。

塑瓷完成的牙冠瓷坯，需用湿毛刷清洁金属基底内部，防止有瓷粉遗留在牙冠组织面而影响就位。将整个瓷层表面用刷子刷平后，放在耐火盘的支架上，置于烤瓷炉口，按要求进行干燥预热，在水分充分蒸发后，送进炉内，按规定程序，抽真空烧结。然后等待冷却，形成烤瓷熔附金属全冠修复体的雏形。

烧结程序根据不同品牌烤瓷炉及瓷粉系列的不同而有所差异。在确定烧结工艺程序时，主要根据生产厂家的使用说明，并参照使用过程中烧结质量作相应的调整。烤瓷炉都具有操控程序选择的功能，可预先设定几十种乃至上百种程序，以便用于不同烤瓷系列的烧结。

（五）塑瓷时的注意事项

塑瓷过程中，涂塑、填压、吸水，都会产生压力，有可能造成瓷层位置的移动交错，尤其是对于釉质瓷、透明瓷。瓷层的变形会造成牙冠色调的不自然。所以，塑瓷过程应注意以下几点。

（1）塑瓷过程中动作尽可能轻柔，不能用力挤压。

（2）瓷粉不宜调得太稀，不然不容易塑形。

（3）毛笔上含水不宜多。

（4）避免过分地震动吸水和挤压，易造成正常层次结构的变形和崩塌。

（5）瓷粉搅拌时不宜太干，塑瓷后应立即烧结。否则，烧结后的瓷冠缺乏清晰明了的层次结构，表面出现裂纹或微孔。

（6）应严格按照烤瓷烧结程序进行操作，不得随意改变。

知识拓展

桥体的堆塑

桥体塑瓷的基本方法与单冠基本相同。但由于涂塑瓷体积较大，塑瓷致密过程中可能会破坏层状结构，桥体的涂塑应注意以下几点。

1. 由于桥体的龈端与牙槽嵴接触，所以在桥体塑瓷前，缺牙间隙的牙槽嵴的石膏表面要涂硬化剂，干燥后再涂分离剂，以便瓷比较容易从石膏模型上取下。必要时，也可在塑瓷前在石膏模型表面铺一层薄的湿纸巾。

2. 吸水时压力不宜过大，致密次数不能过多、时间不能过长。

3. 涂塑桥体基底面时，要根据事先设计，形成一定的形状，并使表面平滑，防止食物嵌塞和淤积。

4. 桥体唇颊侧颈缘参照邻牙，形成一定的牙根形态。

5. 注意形成正确的牙冠外形、外展隙及邻间隙，保证修复体的美观性和自洁作用。

6. 在制作多单位烤瓷桥时，用湿的薄刀片在每个牙间隙处沿牙长轴方向进行分割，把每个牙冠从牙本质瓷层分开，可避免烧结后出现与牙体长轴平行的不规则裂纹。

三、修复体外形修整与上釉

烤瓷熔附金属全冠烧结完成后，还需要经过模型试戴、外形修整、上釉等操作，才能使修复体在功能与美观上达到临床的要求。

（一）修复体形态修整

1. 试戴就位

检查烤瓷边缘，看是否在代型上完全就位。在塑瓷过程中，瓷粉颗粒可能进入修复体的组织面，影响修复体的顺利就位，因此，试戴前应先仔细检查修复体的组织面是否有残留的瓷，尤其是透明瓷颗粒，烧结后是透明的，肉眼很难发现，最好在放大镜下去操作。去除陶瓷碎屑时可以用细小的金刚砂针进行调磨。

2. 邻面调整

将戴有修复体后的代型轻轻地复位在模型上，如果不能完全就位，不可用强力使其就位，利用薄的红色咬合纸确认邻接点过紧的地方，然后用打磨工具进行少量磨除。如发现邻面接触缺失，需再次添加釉质瓷或透明瓷再次烧结。

3. 唇舌面修整

修复体在工作模型上复位之后，参照邻牙、对颌牙及牙齿本身的解剖形态对其外形轮廓进行修整。用铅笔在修复体表面画出修复体的外形轮廓线，先用粗磨石修改外形，后用细砂磨石来形成光滑的抛光面。

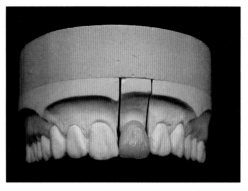

图 6-12　修复体唇面修整

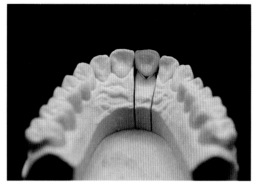

图 6-13　修复体舌面修整

4. 形成表面细微结构

邻面接触点和大体外形完成之后，根据相邻的天然牙形态和表面质地，形成修复体表面的结构纹理及特殊形态。

5. 金－瓷交界处打磨

去除金－瓷之间的台阶，形成顺滑的金瓷衔接，打磨时，使用抛光石轮从金瓷交界线向金属边缘方向进行打磨，方向不要反，否则金属颗粒会污染瓷层。

最后对整个修复体的各个表面进行抛光，再次将修复体就位到模型上，整体检查和评估修复体的外形轮廓、表面结构以及与邻牙关系是否协调。

（二）上釉、抛光

1. 上釉

经过外形修整后，修复体必须通过上釉才能形成天然牙的光泽，上釉的方法一般有 2 种：自身上釉和釉液上釉。

（1）自身上釉　自身上釉指的是将修复体烧结到一定温度的过程，这个温度常与原来的烧结温度相同或比原来的烧结温度稍高。一般按照厂家规定的操作要求进行。在烧结过程中，瓷表面会充分熔融，熔融后的瓷层会充填不规则的或多孔的表面。

（2）釉液上釉　釉液上釉是涂一薄层清亮的釉液，釉液可以在修复体上产生很光亮的效果。釉液使用的是低熔瓷粉，其烧结温度比牙本质瓷烧结温度低 20 ~ 60℃。

2. 抛光

上釉结束自然冷却后，修复体表面色泽比较自然，仍需进行表面的机械抛光以达到表面质地的差别，最终形成与天然牙接近的修复体外观。同时，抛光还可以去除上釉时表面可能形成的微小不规则结构，提高陶瓷的表面光滑度。至此，整个烤瓷熔附金属全冠的制作步骤完成。

第五节　烤瓷冠桥制作中常见问题及处理

在制作烤瓷熔附金属冠桥或全瓷冠桥过程中，修复体的设计不合理、操作者对材料性能不了解以及操作不规范等因素均会造成修复体质量下降。出现在瓷材料中的制作缺陷常常会直接影响修复体外观，从而引起临床医师及患者的不满，但有时也会由于难发现而对修复体的长期效果带来隐患。

扫码"学一学"

一、上瓷烧结后金属基底变形

烤瓷熔附金属冠桥在上瓷烧结后有时会出现金属基底变形，这可能是由于加热过程中桥体内部铸造残余应力以及喷砂和粗化处理时形成的应力释放所造成的。另外，塑瓷时瓷粉颗粒污染金属基底组织面，也可能使金属基底变形。

解决上述问题的方法主要如下。

（1）在保证质量的前提尽可能缩短金属基底打磨、喷砂以及粗化处理的时间，以减小残余内应力。

（2）预氧化及烤瓷烧结时，多单位烤瓷桥除在两端有支持外，应在桥中部增设支持点，防止高温变形。

（3）堆塑瓷粉时应仔细，避免对金属基底组织面的污染。

（4）塑瓷后发现金属基底变形，不能完全戴入模型时，可对修复体进行切割后试戴，如切割能够与模型密合，则可对各部分进行固定后焊接，从而再次获得完整修复体。注意确保焊缝接口处间隙极小。

（5）多单位烤瓷桥直接采用后焊法制作修复体，在瓷层构筑、烧结完成以后进行焊接获得完整修复体。

二、瓷崩裂

烤瓷冠桥或全瓷冠桥均有可能发生瓷崩裂现象，瓷崩裂后直接影响修复体的美观。

（一）瓷崩裂的原因及处理

瓷崩裂包括不透明层瓷裂和牙体层瓷裂。

1. 瓷崩裂的原因

与临床因素、患者自身因素、材料因素及制作因素均有关系。其中与技工室制作相关的主要问题如下。

（1）金属或陶瓷基底设计、制作不当

①金属基底表面形成尖角锐边，造成应力集中，导致瓷层裂纹传播；

②金属或陶瓷基底因制作过薄或材质不良而造成强度不足，无法支持瓷层造成瓷层崩裂；

③金瓷交界线直接设计在咬合接触部位；

④金属或陶瓷基底形态恢复不足，造成局部瓷层过厚而易于崩裂。

（2）陶瓷堆塑及烧结处理不当

①塑瓷前金属基底表面被汗渍、油污、磨料等杂质污染；

②塑瓷前金属基底预氧化操作不当造成氧化层过薄或过厚；

③塑瓷时加压过大；

④塑瓷时水粉比例不当；

⑤烧结前在炉口干燥预热时间过短，使得各瓷层的受热不均匀，收缩程度不同；

⑥烧烤次数多引起金瓷理化性能改变，并在金瓷界面产生残余应力；

⑦金属材料选择错误，造成桥体承受𬌗力时下沉而致瓷裂；

⑧烧结时预热过快、过度烧烤导致瓷层崩裂；

⑨炉温控制不精确致使陶瓷烧结不全；

⑩烧结完成阶段冷却速度设置不当致使金瓷界面残余应力增大以及炉温不精确等均可

使瓷烧结不全而引起崩瓷。

（3）瓷粉与合金的不匹配

①材料选择不当，瓷粉和合金的热膨胀系数不匹配；

②烤瓷烧结温度与金属熔点不匹配；

③金属与陶瓷结合界面的润湿状态不良等。

2.烤瓷熔附金属冠桥瓷崩裂的处理

烤瓷熔附金属冠桥崩瓷后，由于金属基底难于从口内完整取出，且重新制作费时费力，会给患者带来不便和痛苦。因此，对崩瓷的修复体进行修理成为首选处理方法。目前常用的崩瓷修理方法如下。

（1）补瓷烧结 在修复体制作阶段或戴牙之前若发现瓷层内存在瓷裂，可在出现瓷裂处添加少量的瓷，震荡致密，然后进炉再次烧结。

（2）将碎裂的瓷片重新粘接到固定修复体上 适用于较大块的瓷层崩裂，且脱落瓷片完整，无潜在裂纹，放入患者口腔内复位后能够完全吻合，则可采用专用粘接剂将瓷片重新粘固。

（3）口外制作瓷饰片修复瓷崩 如不能直接粘接修复，可对崩瓷后的修复体进行简单修整后取模，在模型上制作瓷饰片，再将瓷饰片戴回口内粘接修复。这种方法步骤复杂繁琐，且对精度要求高，多用于桥体瓷崩裂的修理。

（4）使用复合树脂修复崩瓷 光固化复合树脂有多种颜色可供选择，操作较为简便，常被选为瓷崩裂的修补材料，尤其适用于折裂瓷面不光滑不规整的小范围缺损，目前应用较为广泛。

瓷崩裂通过修补后，若效果不佳或再次出现崩裂，需将患者口内修复体去除，重新取模制作修复体。

三、瓷层气泡

（一）不透明层气泡

不透明层出现气泡的可能原因有：金瓷不匹配，金属基底处理不当、过分粗糙、清洁不彻底，合金含有杂质，塑瓷时涂塑方法不正确等。

处理方法：选用高品质的合金，根据要求选择合适的瓷粉和合金，去除瓷体，金属基底表面重新喷砂、清洁处理后，按照正确的方法上瓷。

（二）体瓷气泡

体瓷中出现较大气泡的可能原因有：不透明瓷中存在气泡，塑瓷时致密不够充分混入气泡，瓷粉或液体中混有杂质，烤瓷炉加热过快或真空度不足，烧烤温度过高等。

处理步骤如下。

（1）把较大的气泡及周围的瓷磨去形成敞开的凹洞并将之扩大，如凹洞深度较大，扩大后应暴露金属基底。

（2）用较小气压的氧化铝喷砂处理在凹洞底部的金属基底。

（3）根据凹洞周围不透明瓷层的厚度涂布不透明瓷遮盖金属表面，注意不要黏附在侧壁和洞缘，以避免烧结之后在该部位形成明显界限。

（4）在不透明瓷粉干涸以前，选择与周围相同色调的牙本质瓷、切端瓷涂塑，恢复修复体外形，同时应注意需多加瓷量以补偿烧结后的收缩。

（5）进炉烧结，缓慢冷却。

（6）去除多余瓷体，表面磨光。

（三）表面针孔

瓷层表面的针孔是由瓷体内部气泡扩散到表面形成，一般体积较小。此种气泡修补时不需要通过打磨扩大其体积，可直接选用细长的塑瓷工具将瓷粉涂塞入孔内，涂塑完成后进炉烧结，最后打磨去多余瓷体，表面磨光。

四、色彩不良

烤瓷熔附金属冠桥和全瓷冠桥的瓷层色彩应与天然牙相近，否则将严重影响修复体的美观性能。但是，在实际制作过程中常受比色不当、金属基底、瓷层厚度、烧结条件、染色等因素影响，造成修复体最终色彩仿真度欠佳。

（一）比色不当或比色信息传递障碍

由于比色环境不满足要求、比色时间及对光方向误差、比色者视觉误差、色标误差以及比色记录不准等原因会造成比色不当。同时，临床常用的比色板并不能涵盖全部天然牙颜色，且其色彩在天然牙色度区域内分布不均匀，故比色结果常常不准确。此外，比色结果不能完全从临床传递到技工室，也造成技师难以准确配色。

（二）金属基底的影响

金属基底被污染是造成偏色的原因之一。因此，在制作过程中要保持金属基底表面清洁，清洁过的金属基底不应再用手触碰金属基底。

金属厚度过大也会影响金瓷修复体色彩。金属厚度过大会造成瓷层厚度过薄。瓷层过薄，就会透出金属基底的颜色，使修复体颜色发青发灰。金属种类对烤瓷修复体色彩也有明显影响。贵金属基底呈淡黄暖色，非贵金属基底呈灰白冷色。要达到相似的色彩效果，非贵金属基底比贵金属基底要求的瓷层厚度更大；而在相同瓷层厚度的情况下，贵金属烤瓷修复体色彩优于非贵金属烤瓷修复体，其色调也偏黄红。

（三）瓷层厚度不当

烤瓷熔附金属冠桥及全瓷冠桥瓷体由遮色瓷、体瓷、釉瓷、牙龈瓷等不同性质的瓷层构成，各瓷层厚度分配若不合理以及总瓷层厚度不足都会对色彩产生不良影响。

1.遮色瓷厚度不当

根据金属基底的材质以及体瓷色调确定遮色瓷厚度。通常情况下，非贵金属所需遮色瓷厚度大于贵金属；浅色瓷粉有效遮色层厚度约0.3mm，深色瓷粉有效遮色层厚度约0.2～0.25mm。遮色层过薄不能有效遮盖金属颜色，光线可穿透至金属基底表面，使修复体透出金属色，色泽发青。遮色层过厚会造成体瓷瓷层过薄，从而使修复体色泽死板，透明度降低。

2.体瓷厚度不当

体瓷厚度不足，会造成修复体彩度偏高，明度下降。尤其是当体瓷厚度小于1.0mm时，遮色瓷颜色外露，修复体色泽死板。金属烤瓷修复体制作过程中常由于唇颊面颈部及近远中邻面体瓷厚度不足而造成修复体美观性能下降。

3. 遮色瓷、体瓷厚度比值（OP/TP）过大

OP/TP 值过大可导致瓷体颜色偏红、偏黄。

4. 全瓷冠瓷层厚度不足

全瓷冠透明性较好，容易受基牙及粘接剂色彩的影响。制作时比色时应同时记录基牙颜色，特别是预备量较少的全瓷冠，若瓷层厚度小于 1.5mm，基牙及粘接剂色彩可明显影响修复体色泽。而当其厚度大于 2mm 时，基牙及粘接剂色彩影响不明显。

（四）烧结条件控制不当

1. 真空度不足

烧结过程中烤瓷炉内真空度低会造成明度及透光性能下降，但对修复体的色相、饱和度没有明显的影响。操作时应注意上釉不可在真空状态下进行，否则会造成不透明瓷层显露而导致偏色。

2. 烧结温度不当

不透明瓷的烧结温度过高会造成不透明瓷釉化，会减弱遮色作用，从而导致金属基底颜色外露，使修复体透出金属青灰色。

3. 升温速度、时间控制不当

正常升温速度为 50 ~ 60℃/min，升温时间持续 5 ~ 6min。升温速度过快或时间过短，会使瓷体表面出现白垩色斑块，影响美观。

4. 烧结次数过多

当烧结次数多于5次时，瓷体色泽会发生明显变化。在真空条件下反复烧结，瓷体的明度下降；在大气压下反复烧结，瓷体的明度下降且饱和度增加。多次烧结还可能引起瓷体表面自身釉化降低或（和）釉化层丧失。

（五）其他因素

1. 瓷层堆塑不当

未采用内插法塑瓷，烧结时瓷粉太湿或未分层塑瓷等都将会导致瓷层色彩呆板。切端瓷与体瓷界面移行处应由切端向龈端堆塑，由厚渐薄，如反向堆塑，则会使两瓷层交互混淆，影响瓷体的层次感。

2. 颈缘处理不当

烤瓷熔附金属冠桥遮色瓷涂塑时未达到金属基底颈缘，或颈缘处瓷层较薄，造成金属基底颜色在光线照射下外露，使修复体颈缘部位色泽发暗。出现颈部发暗，可以更换为贵金属或颈部制作全瓷边缘。

3. 染色不当

稳定性较差的染色剂，在烧结前后色彩可能有所变化，而且反复烧结会导致其染色色彩加重。因此，使用染色剂的修复体，应尽量减少烧结次数，以减小染色剂色彩变化的可能性。

4. 烤瓷炉的炉膛被污染

污染的烤瓷炉的炉膛，会使烤瓷牙变色。真空下使炉内温度从 600℃升至 1000℃，保持 15min，可以清洁烤瓷炉的炉膛。

第六节　烤瓷冠桥初戴常见问题及处理

冠桥修复体制作过程比较复杂，且对技师操作规范要求较高，因此在技工厂制作完成的冠桥修复体在临床医师初戴时常会遇到一些问题，其中某些问题可以由临床医师完成，但更多情况下，需要技师与临床医师密切配合，才能对存在的问题妥善处理。在有条件的医疗机构，可以将修复体制作完成的最后步骤置于临床试戴之后，以更好地保证修复质量，获得良好的长期修复效果。

一、就位困难

扫码"学一学"

将修复体戴入牙体预备过的基牙上并达到设计的位置称为就位。制作完成或大体完成的修复体在送往临床进行试戴之前，技师应先确定修复体能否在工作模型上顺利就位，工作模型上若能顺利就位，修复体可在患者口腔中试戴，确定能否顺利就位。在送往临床进行试戴之前，技师应先与临床医师沟通，使医师充分了解该修复体就位时的注意事项，这样才能减小临床试戴的难度，避免修复体在就位过程中对口腔组织，尤其是对基牙造成不必要的损伤。

（一）修复体就位的标志

修复体就位的判断标志如下。

（1）修复体边缘达到设计的位置。

（2）患者咬合正常。

（3）冠桥修复体稳定不出现翘动。

（二）造成固定桥就位困难的原因

1. 基牙预备不佳

基牙预备不足，存在倒凹，使固定修复体不能就位。此时在修复体的组织面衬一层薄咬合纸后戴入修复体，用手指加压，然后取下修复体检查其组织面，有阻力部位可在冠组织面以及相应的基牙牙体上看到对应的染色部位，可先少量多次磨除阻挡修复体就位的牙体部分，也可调整相对应的冠组织面，反复戴入观察阻力是否去除，直至修复体就位。调磨时必须小心谨慎，应少量多次，避免调磨量过多而使修复体组织面与牙体组织不密合。同时不能损伤邻牙，否则会引起接触关系不良，导致修复体返工。若出现修复体边缘不密合，邻接关系丧失，应返厂重新制作。

2. 多基牙不具备共同就位道

有时虽然基牙本身预备良好，但多基牙之间没有形成共同就位道。此时，技师会对模型基牙进行某些处理，如在特定轴面填倒凹等，但如倒凹过大，仍会出现临床试戴时的就位困难。填倒凹使冠桥修复体获得共同就位道的做法不是修复体制作过程中的常规操作，仅在极特殊情况下是合理的，因此在进行倒凹填充前应与临床医师充分沟通，如医师认为没有必要重新备牙及取模时方可考虑使用填倒凹获得共同就位道。如经过填倒凹，基牙轻度修整后，修复体仍不能就位，均应重新牙体预备，消除倒凹，重新制作修复体。

3. 固位体边缘过长

固位体边缘过长试戴时的表现为：固位体边缘受到基牙肩台或牙龈阻挡，对应的牙龈黏膜由于受压颜色变白，使桥体悬空，不能完全就位，咬合高。可将冠边缘长短修整合适，固定桥即可就位。调改冠边缘时一定要注意保持厚度，冠边缘不能过厚，过厚会压迫牙龈，引起牙龈炎及牙周炎，也不能过薄，过薄边缘强度不够，且影响美观。边缘修整不当易造成修复体边缘封闭不全，造成后期修复体的脱落。边缘修整时，需少量调磨，若边缘封闭破坏，需重新制作修复体。

4. 桥体龈底部过高

修复体制作时缺牙区缓冲过多，可使成型后的桥体龈底加高，试戴时因桥体龈底顶住牙槽嵴，阻碍固定桥就位。可将桥体龈底调磨到位，固定桥即可就位。桥体底部调磨后一般应重新烧结上釉，以获得光滑的桥体底面，否则容易引起菌斑滞留。

5. 固定体内有金属瘤

固位体组织面内的金属"小瘤"会阻碍固定桥就位。若"小瘤"不明显，可用薄的咬合纸衬与组织面，使"小瘤"染色，然后做喷砂处理，清除部分粘砂，使"小瘤"显现清楚，最后用锥型金刚砂钻仔细磨除，清除阻挡后，冠桥即可顺利就位。

6. 印模或模型不准确

牙体预备后取模时托盘正常就位后不稳固、脱模过早，灌模时间掌握不当，技工室翻制模型不准确，均可引起工作模型变形，从而造成修复体就位困难。如确定是由于模型变形引起的就位困难，均应重新取模制作。

7. 邻牙移位或基牙自身伸长

牙体预备后未给予临时冠修复，且患者复诊间隔时间过长时，可因邻牙发生移位或基牙伸长致使就位困难。这时需要适当调磨基牙及邻牙，固定桥即可就位，往往可由临床医师独立完成。

除以上常见的原因外，基牙的各点线角、边缘嵴、轴嵴过于尖锐，也会影响修复体的就位；对于聚合瓷等新型瓷化树脂冠桥修复体来说，由于其精密度较高，如间隙涂料涂层过薄或不均匀，亦可造成最终修复体无法就位。

二、翘动

主要指修复体在基牙上翘动或桥体以某支点发生翘动。

（一）修复体设计不当

前牙桥体弧度大，容易翘动，设计时应考虑增加对抗杠杆的作用力。如上颌双侧中切牙、侧切牙缺失，用上颌双侧尖牙做基牙，桥体正中受力点距支点较远，形成较长的力臂，则固定桥受力时的杠杆作用增大，其稳定性差，不利于固位。若在支点线远中增加上颌双侧第一双尖牙做基牙，则可起到对抗力的作用，大大提高固定桥的稳定性。

（二）单端固定桥设计问题

由于单端固定桥的桥体一端无基牙，支持成游离端，因此，当桥体承受咬合力时，容易产生不利杠杆作用，破坏其平衡和稳定，造成翘动。若只能制作单端固定桥则应尽量减小桥体近远中径及颊舌径，也可增加基牙，以减小固定桥承受力时所受的不利杠杆作用，保持桥体的平衡和稳定。

（三）基牙牙体预备问题

基牙预备后未做精修磨光，可使牙面留有较锐的牙尖及高陡的边缘嵴或颈部肩台粗糙等，制作的熔模可因收缩蠕变使得铸件内面相应部位变得圆钝，在修复体戴入时，该部位可在基牙形成支点，造成固位体翘动。此外，基牙轴面预备存在倒凹区，也会出现翘动。

（四）修复体制作问题

修复体组织面有突起如金属瘤形成，技师制作石膏代型时造成石膏模型的损伤，制作的修复体组织面发生变形形成支点，修复体邻面恢复过多，均可造成修复体的翘动。

三、邻接点不良

良好的冠桥修复体要求与邻牙之间有正常的邻接关系，正常的邻接关系能维持牙位和牙弓形态的稳定，分散咬合力，同时可防止食物嵌塞。修复体邻接不良指修复体与邻牙邻接不够紧密或无接触、接触过紧、接触区形态、部位及面积不正确，如邻接点与邻牙不在同一水平线上。

在冠桥完全就位后，检查修复体与邻牙的接触关系。检查方法：一般用牙线在邻面接触区向龈端慢慢压下，如果牙线勉强能通过，说明邻接关系正常；如果牙线通过时没有阻力，说明邻接关系过松；如果牙线不能通过且患者有胀痛感，说明邻接关系过紧。

（一）接触关系过松

修复体邻接关系过松时，依据修复体种类设计不同而有不同的处理方法。对于烤瓷冠桥，邻接关系过松必须送回技工室进行加瓷处理。邻面外形不良者建议重新制作或将瓷层全部去除后重新塑瓷。

（二）接触关系过紧

修复体邻接关系过紧时，可用一层薄咬合纸衬在修复体与邻牙之间，确定接触较紧位置后，少量多次磨除染色部位，直至患者无明显胀痛感且牙线通过有阻力时即可，切忌不可一次磨除过多，易造成邻接过松。

（三）接触区形态部位及面积不正确

在确定修复体与邻牙有恰当的关系时，必须检查接触区的位置形态和面积，并且应该与患者的年龄相符。固位体邻接点的位置不正确可引起邻接关系不良。冠桥修复体就位后其邻接点与邻牙触点不在同一水平时，理论上应该重新制作。

四、密合性不良

制作良好的修复体应具有良好的密合性。密合性差的修复体会造成粘接剂与外界接触发生溶解而在局部形成明显缝隙，进而造成唾液渗入和菌斑集聚，最终导致继发龋、牙龈炎及牙周炎的产生，进而影响修复体的固位而导致修复失败。

冠桥修复体的密合性主要包括固位体边缘的密合性和桥体龈端与软组织之间的密合性两方面。临床上要求冠桥修复体的固位体与桥基牙之间间隙小于 0.1mm，用探针检查时探针不可探入，有研究认为，全冠边缘裂隙小于 50μm 时，可被薄层粘接剂封闭。如果探针能探入或探及明显的缝隙说明密合性差，一般建议重新制作修复体。桥体与软组织之间要求紧密接触但不压迫软组织。

（一）修复体边缘密合性不良

修复体边缘密合性不佳的相关因素主要包括：基牙肩台的预备、模型清晰度、金属基底的制作、边缘烤瓷、印模材料、包埋材料、烤瓷材料等。一旦发现修复体边缘不密合，应重新制作修复体。

1. 牙肩台的预备

基牙肩台预备种类多，常见的有：刀状或羽状肩台、90°肩台、斜面肩台、135°肩台、凹形肩台、带斜面凹形肩台等，其中刃状肩台密合性最佳，90°肩台的密合性最差，其余的密合性介于两者之间。

2. 模型清晰度

患牙牙体预备时常会引起牙龈损伤出血，取模时应注意排龈止血，并吹干患牙；印模取好后用流水冲去唾液，及时灌模。取印模不当易使患牙颈部模型不清晰，此时技师在代型上修整颈缘时不能准确确定肩台位置，若修除肩台过多，易造成冠边缘过薄形成台阶；若误将牙龈组织看作肩台而未将其修除，则造成冠边缘过厚而形成悬突，导致修复体边缘不密合。

3. 技师制作因素

技师模型修整时操作不当，损伤边缘，或处理铸件颈缘时磨除过多均可造成修复体颈部密合性差；采用性能不佳的印模材料、包埋材料、烤瓷材料也会造成修复体颈部密合性不良；此外，临床试戴时医师对过长冠边缘进行调磨时，若磨除过多，也会造成边缘密合性下降。

（二）增加冠桥修复体边缘密合性的措施

1. 基牙预备时肩台一定要清晰明确，采用高质量印模材料如硅橡胶取模，取模时应进行排龈止血处理，并吹干，以确保模型颈缘清晰。制取印模后，应仔细检查印模，如有可疑问题则重新制备。

2. 在适应证许可前提下，尽可能采用龈上肩台预备，可大幅度降低制作难度，提高修复体边缘密合性。

3. 瓷边缘尽量用肩台瓷，以减少收缩。

（三）桥体龈端与软组织的密合性不良

冠桥修复体的密合性也包括桥体龈端与牙槽嵴顶软组织之间的密合性。冠桥桥体按是否与软组织接触分为接触式桥体和悬空式桥体，密合性仅是对于接触式桥体而言的。良好的密合性要求桥体与牙槽嵴黏膜紧密接触又不产生压迫。良好的接触，可对软组织起到生理性按摩作用，可预防软组织萎缩，良好的密合性也可防止食物嵌塞；对于用冠桥修复体修复前牙缺失时，良好的密合性还关系到外形的美观及发音问题。初戴冠桥修复体时，在保证修复体与软组织的良好接触关系的前提下，应尽量减少修复体与软组织的接触面积，以利于患者对修复体的清洁。

五、固位不良

冠桥修复体的固位是指修复体就位后，不随外力作用而发生与就位方向相反的移动。设计及制作良好的冠桥修复体能够通过固位体牢固地固定在基牙上，在承受咀嚼运动的外力作用下，不会松动和脱落，充分发挥咀嚼功能。冠桥修复体的固位力主要来源于固位体与基牙牙面之间的摩擦力、约束力和粘接力，修复体初戴时的固位力仅来源于前两者。

摩擦力主要与固位体组织面与牙体表面的接触紧密度、接触面积大小和牙体各轴面的聚合度有关。而约束力则是由修复体与基牙相互接触所产生，与接触面的形态密切相关。摩擦力和约束力在冠桥修复体初戴时提供良好的固位力，如试戴时固位不良，应考虑是否在修复体设计、基牙预备以及修复体制作中存在问题，一般建议重新制作修复体。

（一）摩擦力不足

1. 基牙预备不当

基牙未按要求制备，达不到固位体的固位要求。如临床医师在做牙体预备时，使基牙各轴面过分向骀面聚合，基牙牙冠预备呈锥形，会造成修复体固位力降低。牙体各轴面聚合角大于5°时，固位体的固位力将明显下降，一般聚合角越小造成修复体制作难度越大。嵌体预备的深度不够、面积太小、形态不佳等亦可降低固位力。若基牙预备不佳造成固位不良时，单纯重新制作修复体不能解决问题，需要临床医师修改设计，重新牙体制备。对于临床牙冠过短者，可再增加辅助固位形，如洞固位形或沟固位形，肩台可设计为牙龈下肩台。

2. 固位体制作不当

间隙涂料过厚或采用压蜡法制作熔模时，蜡与基牙模型不贴合，致使完成的固位体与基牙间隙过大，摩擦力减小，而使其固位力不佳。建议重新制作修复体。

3. 固位体设计不当

固定桥设计有以下几种情况时，也会造成修复体的固位不良。

（1）两端基牙预备后体积相差较大。

（2）两端固位体采用不同的设计形式，如一端为全冠形式，而另一端为部分冠或嵌体形式。

（3）两端固位体的固位力不均衡，如尖牙缺失，由侧切牙和第一双尖牙作为基牙行固定桥修复时，第一双尖牙的固位条件明显优于侧切牙。上述设计中，在长期咬合时固位力小的一端固位体容易与基牙分离，先出现松动，之后逐渐影响另一端，使整个修复体逐渐松动脱落。一般临床可通过增加基牙来加强固位力，使两端的固位力达到基本均衡。

（4）两端固位体的固位力均不足，如患者牙体较短，预备后固位形不佳，很容易发生固定桥脱位。因此，对临床牙冠短小及外形不佳的基牙，增加设计辅助固位形，以提高基牙的固位力，也可通过增加基牙提高固位力。

（5）两端基牙松动度不一致，当受到同样力量作用时，松动度大的一端移动范围较大，在固定桥的连接下，松动度大的一端基牙对松动度小的另一端基牙将产生较大的旋转扭力，这种扭力有损于基牙健康，也可导致松动度小的一端固位体的松动。

4. 操作者原因

由于临床医师经验不足，冠桥初戴遇到就位困难时，没有仔细分析原因，盲目磨改，造成固位体与基牙不密合，修复体固位力降低。

（二）约束力不足

基牙对修复体的约束力主要来源于基牙的合理外形，包括钉、洞、箱状等辅助固位形。基牙的外形，与基牙自身及临床医师制备有关，如基牙自身条件不足、牙冠较短制备后剩余牙体组织过少均会造成约束力不足；牙体预备时的过度磨切以及辅助固位形设计不当也常导致约束力下降。在技工制作过程中，由于各种原因而未能完整再现熔模中的辅助固位形，也是约束力不足的常见原因。若是技工制作原因，建议重新制作修复体加以改善。

（三）粘接不当

粘接或粘固是冠桥修复过程的最后步骤，性能优越的粘接剂可弥补部分修复体固位不良。但也有因粘接问题造成修复体固位不良的情况。

1. 粘接材料

不同粘接材料其粘接强度不同，复合树脂粘接材料的粘接性能优于传统的水门汀粘接剂。

2. 粘接面积和形式

修复体粘接面积越大则粘接力越大，固位体机械固位形好的粘接力越大。如全冠的机械固位形优于部分冠和嵌体的机械固位形，则一般情况下其粘接力大于后两者。

3.修复体边缘密合性

修复体边缘若不密合，水分和唾液会从边缘渗漏，使粘接剂溶解，降低粘接力，过早出现粘接失败。

4.粘接材料应用中的技术问题

不同材质的修复体应选用不同的粘接材料，同时应注意粘接材料的有效期及储存方法，粘接时严格按照厂家的水粉比例调拌，粘接时注意隔湿、清洁基牙以及修复体的组织面，直至粘接剂固化。

粘接力不是固位力的主要来源，仅仅是摩擦力和约束力的补充。因此，临床出现固位不足不能仅仅通过依靠良好的粘接剂来解决。对于绝大多数固位不足的修复体，应通过改进冠桥的设计，重新制备牙体，取模，重新制作修复体来获得良好固位。

本章小结

本章主要介绍了烤瓷熔附金属修复技术，包括：金属烤瓷冠的基本结构及烤瓷冠的制作材料；烤瓷熔附金属冠桥金属基底的设计要求及瓷面设计方式的选择；烤瓷熔附金属冠塑瓷前的准备，包括金属基底的打磨调整、喷砂、清洁、排气与预氧化；瓷涂塑技术的基本流程，包括遮色瓷的涂塑、颈部瓷的涂塑、牙本质瓷涂塑、回切技术、釉质瓷涂塑、透明瓷涂塑、烧结后的形态修整及上釉；色彩学知识，影响颜色的各种因素及比色准确性的因素影响等，以达到烤瓷熔附金属冠色彩的控制；烤瓷冠桥制作中常见问题及处理；烤瓷冠桥初戴常见问题及处理等。

习　题

一.单项选择题

1.以下关于金属烤瓷冠中合金与瓷粉的要求中错误的叙述是（　　　　）

A. 良好的生物相容性　　　　　　　　B. 瓷粉的热膨胀系数略大于合金

C. 两者可产生化学结合　　　　　　　D. 合金熔点大于瓷粉

E. 有良好的强度

2.固定义齿选用贵金属的原因是（　　　　）

A. 有良好的操作性　　　　　　　　　B. 有良好的延展性

C. 与牙体有良好的密合性　　　　　　D. 有良好的生物相容性

E. 以上均正确

3.关于颈缘修整说法错误的是（　　　　）

A. 包括牙龈修整和颈缘的形成　　　　B. 对医生制备的肩台，可做适当延长和修改

C. 颈缘形成颈部稍突的凹面　　　　　D. 注意支点，增加稳定性

E. 颈缘修整应小心谨慎，需在放大镜下观察修整

4.桥体龈端最适宜的材料是（　　　　）

A. 瓷　　　　　　　　　　　　　　　B. 金属

C. 热凝塑料　　　　　　　　　　　　D. 自凝塑料

E. 以上都不对

扫码"练一练"

5.固定义齿桥体龈面的设计，与下列哪一项密切相关（　　）

A.桥体的强度　　　　　　　　　　　　B.美观

C.保持清洁卫生　　　　　　　　　　　D.保持良好咀嚼功能

E.有利于发音

6.关于技师对医师设计信息的反馈下列哪项是错误的（　　）

A.技师通过仔细核查义齿设计单和模型后，如发现医师的设计有问题，应及时与医师取得联系

B.对于修复设计不合理、不规范的情况，可征求医师意见后取得合理修改

C.对于有严重设计缺陷的情况，技师可要求医师重新设计

D.技师有权自行设计和改变医师的设计

E.技师应有良好的职业道德素养和责任心

7.在固定义齿修复中，减小桥体给力的正确方法是（　　）

A.缩短桥体的近、远中径　　　　　　B.降低桥体的咬合接触

C.减小桥体的颊、舌径　　　　　　　D.设计悬空式的桥体

E.加大桥体与固位体之间的连接

8.金属基底桥架制作时，桥体龈端与牙槽嵴黏膜之间应该有（　　）

A.0.1mm 的间隙　　　　　　　　　　B.0.5mm 的间隙

C.1.00mm 的间隙　　　　　　　　　　D.紧密接角，以防异物嵌塞进入

E.轻微接触但不压迫牙龈

9.修复体龈边缘处的预备形式有（　　）

A.刃状或羽状　　　　　　　　　　　　B.90°肩台

C.带斜坡肩台　　　　　　　　　　　　D.135°肩台

E.以上均有

10.全冠永久粘固后松动脱落，其主要原因不可能是（　　）

A.预备体轴壁聚合角过大　　　　　　B.咬合侧向力过大

C.修复体不密合　　　　　　　　　　　D.牙周病

E.粘固失败

11.烤瓷冠制作后，出现色彩不良的原因是（　　）

A.比色不当造成　　　　　　　　　　　B.金属基底的影响

C.瓷层的厚部不当　　　　　　　　　　D.烤瓷炉烧结程序错误

E.以上问题均可导致色彩不良

12.烤瓷牙制作，瓷层出现气泡的可能性是（　　）

A.比色不当造成　　　　　　　　　　　B.金属基底的影响

C.瓷层的厚部不当　　　　　　　　　　D.烤瓷炉烧结程序错误

E.以上问题均可导致色彩不良

13.修复体就位的主要标志是（　　）

A.修复体的边缘达到设计位置　　　　B.咬合正常

C.修复体稳定不出现翘动　　　　　　D.与邻牙邻接关系正常

E.以上均正确

14.下列关于烤瓷熔附金属塑瓷前的准备叙述错误的是（　　）

A. 金属基底喷砂　　　　　　　　B. 合金表面清洗

C. 可用手接触清洗后的金属基底　　D. 贵金属基底需用盐酸或氢氟酸清洗

E. 合金表面预氧化

15.关于金瓷结合部的设计，下列说法错误的是（　　）

A. 金瓷结合部应避开咬合着力点　　B. 避免暴露于颊舌侧

C. 金瓷对接可设计成斜面对接形式　　D. 金瓷结合部应邻接点

E. 金瓷结合部不可产生台阶

16.关于金属烤瓷桥架连接体设计，下列说法错误的是（　　）

A. 桥连接体的强度与厚度成正比　　B. 桥连接体的强度与宽度成正比

C. 桥连接体的强度与长度成正比　　D. 连接体的四周应圆缓

E. 前牙的连接体断面形态为圆三角形

17.金 – 瓷结合力产生的主要机制是（　　）

A. 化学结合　　　　　　　　　　B. 机械结合

C. 压缩结合　　　　　　　　　　D. 范德华力

E. 以上都是

18.烤瓷熔附金属塑瓷的层次中，最里面一层是（　　）

A. 体瓷　　　　　　　　　　　　B. 遮色瓷

C. 透明瓷　　　　　　　　　　　D. 釉质瓷

E. 颈部瓷

19.最常用的使瓷层致密的方法是（　　）

A. 振动法　　　　　　　　　　　B. 调刀法

C. 毛笔法　　　　　　　　　　　D. 平整法

E. 沉淀法

20.下述关于烤瓷合金和瓷粉的说法错误的是（　　）

A. 合金与瓷粉应具有生物相容性

B. 两者的热膨胀系数应匹配

C. 烤瓷合金的熔点应小于烤瓷粉的熔点

D. 两种材料应该有适当的机械强度

E. 瓷粉色彩应具有可调配性

二、思考题

1.回切的具体步骤是什么？

2.塑瓷的基本步骤是什么？

（颜成东）

第七章

全瓷技术

学习目标

1. 掌握　全瓷技术概况。
2. 熟悉　铸瓷的工艺流程。
3. 了解　铸瓷的材料组成。

技能目标

熟练完成铸瓷冠的制作。

人文目标

树立严谨的工作态度和团结协作精神。

 案例讨论

> 　　患者，男性，50岁，自小上前牙前突，嘴唇不能闭合，露齿，影响美观，一年前左上前牙松动拔除，现来诊，要求外突的上前牙内收，恢复正常美观，并修复缺失的上前牙，拒绝种植牙修复。
>
> 　　综合美学要求，如何设定该患者的诊疗计划？

全瓷修复是无金属瓷修复的统称，弥补了金属烤瓷技术的缺陷，具有良好的牙齿美容功效。近20年来，各种新的全瓷修复技术与材料不断更新与改进，临床应用也越来越广，已经成为目前临床主流修复技术。同时，随着全瓷加工工艺的发展，为全瓷修复体的制作提供了保障。

全瓷技术有如下优势。

1. 可以对牙齿进行个性化的调整修复。

2. 生物相容性好，不导电，导热低，色泽形态逼真，稳固性好，无需金属加热，不会出现崩瓷、黑线等现象。

3. 可提前看到修复效果，修复过程可以与医师直接交流。

4. 无需做临时牙冠，避免了传统修复的复杂过程，只要1h就可以完成。

5. 适用于镶复缺牙、矫正牙齿发育异常、牙齿治疗后修复、修复牙齿发黄发黑的迹象等。

全瓷工艺技术包括CAD/CAM全瓷技术、失蜡法全瓷技术和粉末法全瓷技术。失蜡法全瓷技术包括铸造玻璃陶瓷和热压铸瓷技术，粉末法全瓷技术包括粉浆涂塑技术和玻璃渗透技术。由于粉末法全瓷技术工艺繁琐、强度不高、边缘适合性差等因素已被其他工艺所代替。失蜡法全瓷技术是目前最常用的全瓷修复技术，其制作步骤与铸造金属修复体的制作类似，也需要通过制作熔模、包埋、焙烧与铸造。热压铸瓷是将陶瓷块低温加热挤压成型，铸造玻璃陶瓷是将陶瓷块高温熔融铸造。

第一节　热压铸瓷技术

热压铸瓷技术又称注射成型铸瓷技术，该技术是采用注射热压工艺将陶瓷在高温下加压注入型腔制作全瓷修复体的技术。即常规制作修复体或基底冠熔模，然后包埋，在一定压力下将软化而非融化的瓷注射或压铸到石蜡形成的熔模空腔中形成修复体雏形，最后进行染色或涂塑烧结饰瓷材料。

扫码"学一学"

一、材料组成

（一）热压铸瓷材料

根据瓷块玻璃基质中晶体的种类不同，将热压铸瓷材料分为以下3种。

1. 二硅酸锂基热压成型全瓷材料

主晶相成分为二硅酸锂长晶体，含量约60%。该技术形成的修复体挠曲强度较高，达400MPa，断裂韧性较大，边缘精确性较好，操作过程较短。它们主要适用于贴面、前后牙单冠及前牙、前磨牙三单位桥等修复，临床应用较为广泛。

2. 白榴石基热压成型全瓷材料

主要晶相成分是白榴石，含量为35%～55%，结晶尺寸为3～10μm。形成的修复体挠曲强度比其他全瓷强度低，为120MPa，所以仅适合于前后牙单冠和贴面。

3. 尖晶石注射成型全瓷材料

含85%氧化铝和部分氧化镁。制作修复体边缘适合性较好，由于强度低、制作过程复杂、价钱昂贵，目前已很少使用。

（二）包埋材料

热压铸瓷专用的包埋材料是一种磷酸基包埋材料，不含石膏成分，原因是石膏会对瓷块造成损害。包埋材料根据铸圈的升温方式可分为普通包埋材料和快速包埋材料。快速包埋材料无需预热，直接放入最终温度的烤箱中，因而节省工作时间，可提高效率。包埋材料应能够补偿瓷块的收缩量，不引起收缩应力和热应力，具有良好的排气能力。

（三）饰面瓷

热压铸瓷块应选用相同系统中的饰面瓷粉进行配套使用，在不同瓷系统中选择时注意饰面瓷粉的烧结温度和膨胀系数应与热压铸瓷底层材料相匹配，避免产生崩瓷。

二、工艺流程

热压铸瓷常用操作技术有染色技术、回切技术和涂层技术三种。染色技术是熔模制作时牙冠设计成全解剖的修复体形态，压铸后染色和上釉即可。回切技术是熔模制作时在牙冠的切端或者咬合面进行回切，压铸后使用切端瓷涂塑，使得修复体层次感更加丰富。涂层技术是熔模制作时设计成内冠，压铸后使用体瓷、切端瓷涂塑，可达到个性化的效果。

具体操作流程如下。

1. 模型制作

使用超硬石膏制作可卸工作模型。

2. 涂间隙涂料

先在代型表面涂硬化剂保护石膏代型，硬固剂不可改变代型的体积。再涂布间隙涂料。

（1）单冠和贴面　最多涂 2 层，每层间隙涂料厚度是 9 ~ 11μm，注意离开颈缘 1mm。

（2）嵌体和高嵌体　最多涂 3 层间隙涂料，一直到肩台边缘。

（3）固定桥　基牙需要涂 2 层间隙涂料，在缺失牙侧再多涂一层，可避免摩擦。

3. 熔模制作

（1）染色技术熔模　雕刻全解剖牙冠的形态。

（2）回切技术熔模　先制作全解剖牙冠形态，再用硅橡胶制作记录印模，于切端 1/3 处回切，注意不可过度设计发育叶外形，舌侧 / 腭侧无需进行回切。

（3）涂层技术熔模　先制作全解剖牙冠形态，再用硅橡胶制作记录印模，进行整体回切。

无论采用回切技术还是涂层技术都要注意最低厚度，即压铸材料与涂层材料的比例，修复体中高强度部分压铸材料必须占到或者超过修复体全程厚度的 50%。例如，整个修复体厚度是 0.8mm，内冠最低厚度是 0.4mm，涂层瓷粉最大厚度是 0.4mm，在牙体制备过大的情况下，过多的空间应当由内冠材料修复，而非涂层材料。此外，还应注意在基牙与桥体间的连接体至少是 $16mm^2$，即 4mm × 4mm。在前牙桥内，如在接触区不易做到 4mm × 4mm 的厚度，可以减到 3mm，切端到颈部的部分增加到 5 ~ 6mm。

4. 安插铸道

为了不影响铸瓷材料的流动性，铸道应当安插在顺着铸瓷材料流动的方向且是熔模最厚的地方。

（1）单冠　铸道取决于熔模体积的大小，一般直径是 2 ~ 3mm，长度是 3 ~ 8mm，铸道方向与修复体长轴平行，如只有一个单冠熔模，需要再安插一根假象铸道。

（2）固定桥　三单位固定桥应与牙体长轴成 45° ~ 60°，将直径 2 ~ 3mm 的圆形铸道直接附于基牙上，极为精细的熔模，如下颌前牙，为了加强包埋材料的稳定性，可在桥体上附加一条辅助铸道。

（3）熔模距铸圈及铸圈顶最少 10mm，熔模与铸道总长度最大为 15 ~ 16mm，修复体间距最小是 3mm，所有铸道连接点避免锐角，应当圆钝，熔模避开铸圈热中心位于铸圈上中 1/3 处。

5. 包埋

使用铸瓷专用包埋材料包埋。根据熔模重量决定包埋圈与瓷块的大小。先称铸圈底座重量，再将熔模固定在铸道底座上称重，两者之差为熔模的重量。采用配套软铸圈，将铸圈安置在包埋底座上，依照包埋材料的使用说明，按水粉比先手工调拌 30s，再真空搅拌包埋材料 2min，再将调拌好的包埋材料放在振荡器上缓慢倒入包埋圈中，注意避免产生气泡，小心盖上底盖。待包埋材料硬固后，去除表面软圈与底座，放入压力聚合器内，10min 后取出。利于抽出包埋材料中的气泡。注意包埋材料不可进入铸道，且避免吸入，因含有石英粉末。在包埋前熔模表面不可使用任何清洗剂。

6. 预热

根据包埋材料的种类选择不同的预热方式，快速包埋材料在包埋 45～60min 后直接放入烤箱，850℃维持 45～60min，小铸圈 45min，大铸圈 60min，每增加一个铸圈应延长 15min。常规包埋材料在包埋 60min 后室温下放入烤箱，300℃维持 30min，再 850℃维持 45min，多个铸圈时预热时间应该相应延长。包埋圈放在炉膛的后部，便于均匀加热，铸道口向下倾斜。注意不可预热瓷块与氧化铝推杆。

7. 压铸

预热结束后，先将冷的瓷块放入热的包埋圈，将有瓷块圆形无印记的一面放入包埋圈，有印记的一面需朝上，便于再次确认瓷块颜色，再将涂有分离剂的冷的氧化铝推杆放入热的包埋圈，迅速将包埋圈从预热炉中取出，放到热的铸瓷炉中央，注意此步骤要快速，30s 左右，防止包埋圈温度下降过多。按开始键进行所选的铸瓷程序，当压铸程序结束后，用铸瓷专用钳将包埋圈从铸瓷炉中迅速取出放到金属冷却格上自然冷却，不可使用压缩空气进行加速冷却，冷却格能够保证包埋圈快速均匀的冷却，避免不应有的热量积累。

8. 去包埋材料

铸圈冷却到室温后，约 60min，包埋圈会出现裂纹，这是由于不同材料的不同热膨胀系数所致，这些裂纹在冷却过程中产生，不影响铸件的结果。在冷却的包埋圈上标记氧化铝推杆长度，用切片分离包埋圈，用石膏刀在预定破裂点分离包埋圈。用粗玻璃珠以 4bar（$4×10^5$Pa）压力进行喷砂，喷去大部分的包埋材料，使铸件与铸圈分离，再用细玻璃珠以 2bar（$2×10^5$Pa）压力进行喷砂，喷除残留的包埋材料。喷砂时喷嘴方向应与铸件表面保持斜角，不可垂直喷射以免破坏薄弱的边缘，也不可长时间喷射一个固定点。不要使用氧化铝喷砂，以免磨损铸瓷修复体。

9. 去除反应层

去除包埋材料后，将铸件放在专用的酸蚀液中进行超声波震荡清洗 10～30min。保证铸件完全浸在酸蚀液中（图 7-1）。再用流动水或者蒸汽清洗。然后使用氧化铝（100μm）去除白色反应层，最大使用 1bar（$1×10^5$Pa）压力。保证铸件内外表面的反应层完全去除。如反应层没有完全去除，容易形成气泡。气泡易导致结合问题与涂层瓷粉的破裂。

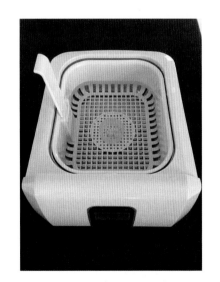

图 7-1　用酸蚀液在超声波中震荡清洗去除反应层

10. 打磨试戴

使用打磨工具对铸件进行调整与精修。如调磨工具使用不当可能会出现铸件边缘破碎和局部过热。先用金刚砂片切割铸道并用水冷却，避免陶瓷材料过热，建议采用低速轻压的方法调磨铸件，铸道的连接点要打磨圆滑，将代型上的间隙涂料去除并小心就位，注意打磨后铸造内冠厚度不可小于 0.7～0.8mm。如使用回切和涂层技术应在涂层前使用氧化铝（100μm）在 1～2bar（$1×10^5$Pa～$2×10^5$Pa）压力下喷砂，结合层烧结前要使用流水，并用蒸汽彻底清洗。

扫码"看一看"

11. 结合层烧结

在回切技术中，用透明切端瓷、效果瓷或修色剂和染色剂于切1/3处薄涂一层进行结合层的操作。在涂层技术中，使用薄体瓷或者体瓷均匀地在内冠表面薄涂一层进行结合层的操作。无论回切技术还是涂层技术，具体的操作步骤都是先在内冠上涂一薄层釉液，然后再均匀地撒一薄层瓷粉，最后放于烤瓷炉内烧结。

12. 饰面与染色

将铸瓷内冠放于代型上，使用饰面技术或染色技术完成修复体外部的形态与颜色。一般贴面、嵌体采用染色技术，冠、桥修复体采用饰面技术。具体的制作过程同金属烤瓷修复体。注意外部涂层所选的染料和瓷粉应当与内部热压铸瓷材料具有协调匹配的膨胀系数和烧结温度（图7-2，图7-3）。

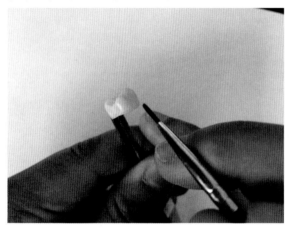 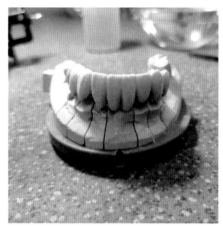

图7-2　染色技术染色　　　　　　　图7-3　涂层技术堆塑瓷层

 知识拓展

继发龋及预防

继发龋是全瓷修复体长期使用后最常见的并发症之一，它是涉及全瓷修复体使用寿命的重要因素，也是全瓷修复体维护的重要内容。全瓷修复体的边缘是继发龋的好发部位。

原因

1. 修复体与牙体不密合，修复体边缘存在悬突，造成粘接剂被唾液溶解而产生微渗漏。

2. 因修复体固位不良，发生松动，破坏了边缘封闭。

3. 由于食物嵌塞、口腔卫生状况差、自洁作用不好的原因，致使菌斑聚集不易清洁，细菌的生长繁殖以及基牙牙体预备后缺乏釉质保护而引起基牙继发龋发生。

4. 患者的患龋指数高，属于龋病易感人群。

5. 患者的口腔卫生保健状况差。

预防

由于这种继发龋发生在有修复体覆盖的基牙上，并有牙龈覆盖，早期龋坏无明显症状，患者很难察觉到，因此保证修复体制作精良，使其与基牙紧密贴合，选择和应用抗溶解性和粘接封闭性能好的树脂类粘固剂，教会患者正确的口腔保健方法等尤为重要。对于患龋指数高的患者，尤其是以往在修复体周围发生过龋坏的患者，应对其进行充分的口腔卫生宣教，注意保持口腔卫生的同时，可采用一些氟化物如含氟牙膏、漱口水、凝胶等预防性措施。

第二节　铸造玻璃陶瓷技术

铸造玻璃陶瓷在最开始融化铸造时是一种非晶玻璃态，再通过一定的温度进行结晶化处理形成玻璃相与结晶相共存的玻璃陶瓷。它的热导率、硬度、折光率、半透明性与透明性等与釉质接近，弯曲强度达152MPa。铸造玻璃陶瓷主要有两大类：一类为磷酸钙结晶类铸造玻璃陶瓷，晶化前玻璃体含CaO、P_2O_5、SiO_2较多，晶化后生成物为磷灰石结晶。另一类为云母系铸造玻璃陶瓷，晶化前玻璃体含SiO_2、MgO、K_2O较多，晶化后生成物主晶相为四硅氟云母。它的组成包括55%四硅氟云母和45%玻璃。

铸造玻璃陶瓷全冠的工艺流程如下。

（1）模型制作　使用硬石膏制备可卸模型。

（2）涂间隙涂料　在全冠和嵌体涂2层，贴面涂布3层。

（3）蜡型制作　根据需要制作出全冠的形态或基底冠的形态。

（4）安插铸道　铸道连接处应当圆钝，避免锐角。

（5）包埋　使用专门的包埋材料包埋蜡型，并遵守搅拌时间与步骤。

（6）铸圈的焙烧和铸造　铸造陶瓷材料经失蜡铸造工艺成型，在高温下将富含SiO_2和K_2O的玻璃进行熔化，制成修复体坯体。

（7）瓷化　将修复体坯体放入结晶炉中再经650℃的热处理成核，在1075℃高温下作用10h控制晶核生长，形成四硅氟云母晶体的过程。瓷化可明显提高玻璃陶瓷的韧性和强度。

（8）去包埋材料　将修复体从结晶炉中取出，室温冷却后，于一定压力下喷砂去包埋材料。

（9）试戴　将瓷化后的修复体放于模型上调改试戴。

（10）着色和上釉　结晶化处理后的铸造陶瓷修复体，牙色要比天然牙白，因此需要经染色上釉才可形成与天然牙颜色匹配的修复体。

 知识拓展

崩瓷的预防及处理

全瓷修复的备牙质量及患者𬌗力大小是全瓷修复临床成败的重要因素，因此要求临床医师严格掌握其适应证，牙体预备须足够，并在备牙后有理想的形态。在𬌗力过大咬合过紧及夜磨牙患者中，全瓷修复体折裂可能性更大。

预防措施

1. 牙预备体切龈向长度应为全瓷冠修复体长度的 2/3 ～ 3/4。

2. 牙体预备要为全瓷修复体留出足够的空间，前牙切端在下颌前伸及侧向运动时与对颌牙应有 1.5 ～ 2.0mm 的间隙，以保证瓷的强度和美观性能。后牙所有牙尖与对颌牙均应有 2.0mm 的间隙且牙体预备形态符合设计标准要求。

3. 颈部应采用肩台边缘设计，以保证肩台瓷层厚度，一般应设计为 90° 肩台。

4. 对紧咬合及磨牙症患者应避免使用全瓷冠修复。

5. 牙体预备后应将边缘线角等磨圆钝，特别是 CAD/CAN 制作全瓷修复体时切缘应保证有一定的厚度，不能呈菲边状。

处理

全瓷修复体崩瓷后尚无理想的修复方法，一般需拆除重新制作修复体，也可尝试使用树脂材料行暂时性修复。制作新修复体前应仔细分析失败原因，以避免再次治疗失败，必要时可改变修复设计。

本 章 小 结

本章讲述了全瓷工艺技术，由于全瓷技术制做出的修复体具有色泽自然逼真、导热低、不导电、生物相容性好、无需金属加强等优点，已成为目前临床的主流修复技术。无论哪一种技术，每个步骤都应严格按照操作流程制作，才能保证修复体成功。

习 题

扫码"练一练"

单项选择题

1. 下列不属于全瓷修复技术描述的是（　　　）

A. 可以对牙齿进行个性化的调整修复　　　B. 生物相容性好

C. 色泽形态逼真　　　　　　　　　　　　D. 稳固性不佳

E. 不导电、导热低

2. 二硅酸锂基热压成型全瓷材料的主晶相成分为二硅酸锂长晶体，其含量约为（　　　）

A. 30%　　　　　B. 60%　　　　　C. 50%　　　　　D. 80%　　　　　E. 90%

3. 白榴石基热压成型全瓷材料适合于（　　　）

A. 前磨牙三单位桥　　　　　　　　　B. 后牙

C. 前后牙单冠和贴面　　　　　　　　D. 以上均可

E. 以上均不可

4. 白榴石基热压成型全瓷材料其主要晶相成分是白榴石，其含量约为（　　　）

A. 55%　　　　　　　　　　　　　　　B. 35%

C. 35% ~ 55%　　　　　　　　　　D. 5% ~ 15%

E. 20% ~ 30%

5. 在热压铸瓷中修复体高强度部分压铸材料必须占到或者超过修复体全程厚度的（　　）

A. 50%　　　　B. 20%　　　　C. 80%　　　　D. 60%　　　　E. 40%

（苏晓亚）

第八章

磨光抛光技术

学习目标

1. **掌握** 金属与瓷打磨、抛光的基本程序及要求。
2. **熟悉** 打磨抛光器材的选择和使用。
3. **了解** 打磨抛光的原理和原则。

技能目标

1. 学会金属、陶瓷的磨光抛光。
2. 学会打磨过程中粉尘等的自我防护。

人文目标

1. 树立严谨细致的工作态度。
2. 培养耐心负责的工作责任感。

第一节 磨光抛光基本原理和原则

扫码"学一学"

义齿的磨光、抛光技术是指采用机械加工或电解等方法，使义齿的表面达到高度光洁、平整无痕的技术。义齿的磨光、抛光是修复体完成前的最后一道工序，良好的打磨抛光可以提高义齿的适合性，减少义齿对口腔软组织的刺激，有利于保持义齿的清洁，口腔组织健康，提高义齿的美学效果。

一、磨光和抛光的基本原理

（一）磨光
磨光包括切削和研磨两个步骤。

1. 切削

切削是指用刃状或粗粒度磨料的磨具磨切物体表面，修整物体的外形，减小物体体积的过程。一般来说，切削时磨切量较多，对义齿施加的压力较大，表面的磨切痕迹也较深。

2. 研磨

是指用细粒度磨料的磨具对义齿表面进行平整处理，以减小物体表面的粗糙程度。研磨时，磨具的转速较切削时略快，施加于被磨物体表面的压力较小，磨切物体的量较少，物体表面磨切的痕迹较浅。磨料的粒度越小，物体的表面磨后越平整和光滑。

（二）抛光
抛光是在高度研磨的基础上，对物体表面做进一步的光亮化处理。常见的抛光包括机

124

械抛光和电解抛光两种方法。

1. 机械抛光

是一种物理抛光方式，是利用抛光器械反复摩擦义齿表面，消除磨痕达到整齐平滑的效果，从而使义齿表面光洁如镜。

2. 电解抛光

是一种化学抛光方式，是通过电解液与金属之间的氧化 – 还原反应，是表面不同高度的金属以不同的速度溶解至高度一致，在金属铸件表面成膜，从而达到表面平滑光亮的过程，主要用于可摘局部义齿铸件支架的抛光。

二、磨光抛光的原则

各类口腔修复体的磨光、抛光都必须遵循由粗到细、先平后光的原则。

考点提示 ▶ 磨光抛光的原则。

第二节　磨光抛光器械与材料

一、磨光和抛光器械

（一）喷砂机

喷砂机是用于清除修复体铸件表面残留物的设备，利用压缩空气的气压将砂粒喷射到金属修复体的表面，达到打磨的效果。

（二）金属切割打磨机

金属切割打磨机主要用于切割铸件和打磨、抛光义齿等。

（三）技工用微型电机

技工用微型电机又称微型技工打磨机。在马达的旋转轴上装上打磨工具，可用于切削和研磨义齿。该机以电为动力，具有转速高且可调节控制、切削力强、噪音低、工作时震动小、体积小、携带方便等优点。

（四）涡轮机

以压缩空气为动力驱动手机微型轴承，使钻头和车针旋转，产生切削的力量。涡轮机的特点是震动小、转速高、噪音小。

（五）电解抛光机

用于金属修复体的抛光。将金属修复体作为阳极浸没到电解液中，调整电流的大小，通电后在一定的时间内可将金属修复体表面腐蚀溶解，从而达到抛光的目的。

（六）超声波清洗机

在清洗槽中注入蒸馏水，加入洗涤剂，利用超声波震荡使污物与修复体分离，而修复体不被损伤。主要用于烤瓷、烤塑金属冠等形态复杂且高精密度铸件的清洗。

（七）蒸汽清洗机

用压缩空气使蒸馏水形成蒸汽，喷射到修复体表面，去除机械研磨后残留在修复体表面的各种附着物。

二、磨光和抛光工具

（一）磨光工具

1. 切削用磨具

主要用于切割铸道用的切割砂片和用于切削的磨头，磨头是以碳素钢制成的不锈钢钻，一般是在钨、钢、钽等的碳化物粉末中加入钴，经高温烧结而成，主要用于切削金属。切削端形状有圆柱形、球形、倒锥形和杯形等（图 8-1）。

2. 研磨用磨头

主要用于研磨，是用粘接剂将碳化硅、金刚砂、氧化铝粘接固定在金属杆一端所制成的各种形状的磨头。不同材质的磨头，其用途也各不相同。

（1）金刚砂磨头　硬度最高，用于研磨金属及瓷修复体（图 8-2）。

（2）碳化硅磨头　硬度稍低，主要用于树脂和金属的打磨（图 8-3）。

（3）氧化铝磨头　质地较硬，可用于金属和瓷的打磨（图 8-4）。

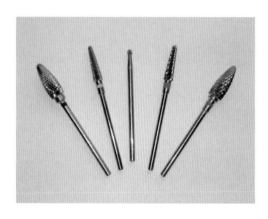

图 8-1　钨钢磨头

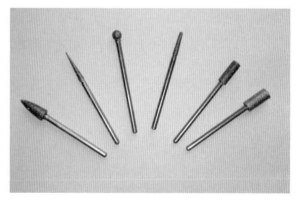

图 8-2　金刚砂磨头

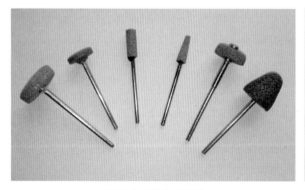

图 8-3　碳化硅磨头

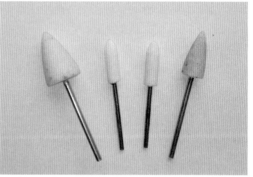

图 8-4　氧化铝磨头

（二）抛光工具

1. 橡胶磨头

是指把碳化硅、氧化铝的微粉以及金刚砂结合到橡胶里制成的各种形态的橡胶磨头（图 8-5），基本形状有轮状、棒状、桃形等，分为粗橡胶磨头和细橡胶磨头。

2. 抛光轮

用布或皮革制成轮状圆盘。配合石英砂在湿润状态下抛光树脂，也可配合抛光膏抛光树脂和金属。

3. 毡轮

是用毛毡制成的磨轮，也称绒轮，硬度大于抛光轮。一般配合各类抛光膏抛光金属（图 8-6）。

4. 毛刷轮

用猪鬃或马鬃制成的毛刷轮，可配合抛光膏抛光金属或树脂，常用于人工牙间隙及义齿表面的抛光。

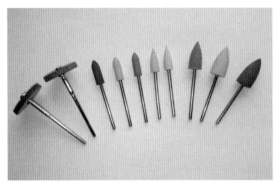

图 8-5　橡胶磨头

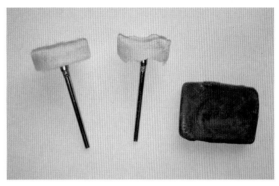

图 8-6　抛光毡轮、抛光布轮和抛光绿膏

三、磨光和抛光材料

（一）打磨材料

1. 碳化硅

硬度适中，适合用于材料的精磨，常制备成各种形态和规格的磨头、砂片，用来研磨金属和树脂类修复体。

2. 刚玉

主要成分为氧化铝，硬度高、韧性好，具有较强的磨削能力，常制成砂纸或各式磨头，主要用于打磨树脂和金属，也可用作喷砂。

3. 金刚砂

主要成分是碳化硅加上氧化铁形成的混合物，质地较硬，常制成各式车针。

4. 石英砂

可用于制成砂纸和研磨剂，还可以用不同的粒度对修复体表面进行喷砂处理。

（二）机械抛光材料

1. 氧化铬

氧化铬粉末和硬脂酸等混合后制成抛光膏，呈绿色，俗称"抛光绿"，用于镍铬、钴铬等合金材料的抛光（图 8-6）。

2. 氧化铁

俗称"红铁粉"，将氧化铁粉末与蜡和硬脂酸等混合后制成抛光膏，用于抛光贵金属或铜基合金，但不可用于不锈钢的抛光。

3. 浮石粉

主要成分为二氧化硅，与水、甘油混合制成糊状，用于抛光软、中硬质合金和树脂。

4. 石英砂

极细的石英砂（粒度 >200 目）与水混合成糊状，多配合布轮用于抛光树脂。

第三节 磨光抛光的基本程序和要求

各种口腔修复体的打磨、抛光都必须遵循由粗到细、先平后光的原则。其基本操作程序是：粗磨、修整外形；细磨、平整表面；抛光。不同的材料其操作程序略有不同。

一、金属的打磨抛光

金属打磨、抛光的特点之一是操作难度大，尤其是高熔合金，其硬度大，铸件结构复杂，研磨时粉尘多。因此，金属铸件的打磨、抛光需要配备较好的设备和磨具，以减轻工作强度，提高工作效率。

义齿的金属部分通常是由高熔合金铸造形成的，所以在打磨之前首先经过喷砂处理，去净包埋材料，然后切割掉无保留意义的铸道和排气道。嵌体铸道应在口内试戴合适后方可切除；烤瓷熔附金属冠的金属基底冠上的排气道，是筑瓷时的夹持柄，故应在筑瓷后才可切除。切除铸道后的铸件即可进行研磨工作。

（一）铸造金属冠桥的打磨抛光

1. 喷砂

扫码"看一看"

铸造完成的铸圈冷却至室温时，用木榔头等工具轻轻敲击铸型尾部，使铸件从包埋材料中脱落。再用铁钳夹住铸道口，持榔头敲击铸件尾部，使附在铸件表面的包埋材料大部分脱落，然后对铸件进行喷砂处理以除去表面的剩余包埋材料和金属氧化膜（图8-7）。贵金属和中、低熔合金铸件多采用刷子刷或用工作刀手工去除表面黏附的包埋材料，而不进行喷砂处理。

（1）喷砂操作步骤

①装砂： 在喷砂机工作仓中装入适量80目左右的金刚砂。

②接气、电源： 接通压缩空气开关，打开电源，工作箱内照明灯亮。

③调压力： 调整喷砂压力。约7~8kPa为合适。

④放入铸件： 自动喷砂机时，将铸件放入转篮，关好密封机盖；手动喷砂机右手戴手套持铸件置于喷嘴下5mm距离内，合上机盖，启动工作开关，将铸件对着喷嘴，从不同角度抛光铸件表面，使铸件的每个部分都能均匀冲刷，避免某处因喷砂过多而变薄。

⑤完成： 确认完全清除包埋材料和氧化层后，关闭气源，合上电源。

（2）注意事项

①金刚砂应保持干燥和清洁，以防堵住吸管或喷嘴。

②喷嘴距铸件距离应在5mm左右。距离过远会使喷砂力量变弱且不集中，另外长期使用后喷嘴会磨损扩大，造成喷砂无力，效率降低，应及时更换喷嘴。

③注意通过观察窗观察并控制铸件的喷砂效果，避免喷不到或过喷。

④经常保养空气压缩机，保证喷砂抛光机有正常的气源供应。

⑤由于喷砂时灰尘较大，应注意个人的安全卫生防护。

2. 切割铸道

喷砂完成后，需要切去连接铸件的铸道及其他多余的部分，常采用金属切割机或技工微型电机进行切割（图8-8）。

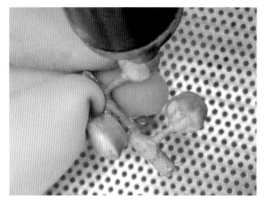

图8-7　喷砂

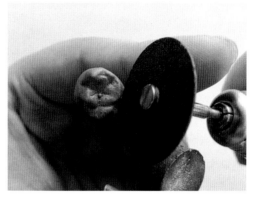

图8-8　切割铸道

（1）操作步骤与方法

①通电：打开切割机电源开光，接通电源。

②检查：夹持厚度为0.5mm，直径为3mm的砂片并检查砂片是否稳固，确认安全后再启动电机。

③切断：双手拿稳铸件，在距离铸件根部0.5～0.8mm处对准切割片下缘，缓缓推进将铸道几乎切断，然后折断铸道。

（2）注意事项

①切割时，注意砂片的圆周速度不能过快，否则因离心力的作用易发生砂片飞裂事故。

②切割金属不可用力过猛，或左右摆动，以防砂片折断或破裂。

③操作者不可正对旋转的切割砂片操作，应在与砂片有一定角度的部位操作，以免发生意外。

④在整个操作过程中，应戴口罩和采取吸尘装置，以防止磨屑的污染。

⑤铸道不宜完全切断，以免旋转压力突然消失，砂片对人员造成伤害，可剩余薄薄一部分，然后折断。

⑥砂片使用一段时间后，容易磨损或破裂，应及时更换同型号的砂片。

3. 粗磨

是利用各种磨具在一定的压力、速度条件下，对铸件表面各部位进行不同方向、不同角度的反复研磨，使铸件达到厚薄适宜、边缘圆钝、外形美观并符合设计要求。由于砂石和研磨有粒度粗细之分，因此，对铸件表面的磨平效果也不一样。粗磨的原则应是由粗到细，手法为轻压力、细磨料、快速度。

（1）粗磨的操作步骤

①检查：　先检查冠的各个面尤其是组织面有无金属瘤，如有应选用适宜的磨头将金属瘤磨除，注意在金属瘤以外区域不得随意进行调磨，然后将修复体复位于代型上。若遇就位阻力，可在基牙代型上涂显示剂，将显示在相应冠桥组织面的早接触点磨除（图8-9）。

②邻接关系调整：先将一侧邻牙代型去掉，在剩余的一侧邻牙代型邻面放一层薄咬合纸，再将金属冠戴入。调整邻接关系时应使用薄复印纸并少量研磨、多次反复检查，确保获得良好的邻接关系。理想的邻接关系，应是当冠桥复位于工作模型上时，不造成邻

牙代型的移位，插入到邻接区内的复印纸，在拉动时既有阻力又可完整地抽取出来（图8-10）。一侧调整完成后同法完成另一侧邻接关系的调整。

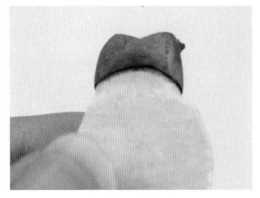

图8-9　金属冠的复位

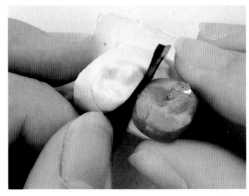

图8-10　邻接关系的调整

③咬合关系调整：在上下颌牙列咬合下或在𬌗架上调整咬合，将咬合纸放在修复体和对颌牙之间，进行牙尖交错位、前伸、侧方等各个方向的咬合调整，使功能尖在牙尖交错𬌗时呈均匀多点接触，侧方𬌗时无明显的𬌗障碍，从而取得良好的咬合关系（图8-11）。

④表面精修：最后进行表面精修。磨除金属铸件表面的小瘤、边缘毛刺、铸道切痕等，采用轻压力、高速度、顺同一方向进行磨平处理，以消除金属冠表面切痕，达到表面平整（图8-12）。

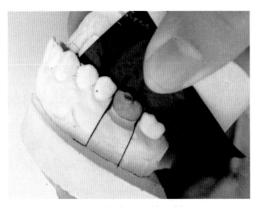

图8-11　咬合关系的调整

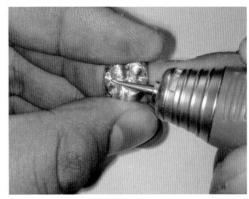

图8-12　表面精修

（2）注意事项

①注意对铸件细小部位（如牙尖、冠边缘、邻接点）的保护，打磨时用力要得当，应在修复体完全就位的情况下，再进行表面精修。

②打磨过程中不得损伤铸件的固有外形，特别是邻接区及边缘的位置。

③在修整打磨过程中，应采用冷水降温或使用不产热的砂轮、砂石，防止铸件产热变形。

④烤瓷基底冠桥打磨后表面纹理处于一个方向，要避免磨纹交叉形成空腔，否则烤瓷后易产生气泡。

⑤加强个人卫生和安全防护，防止金属粉末及打磨器材对人体的伤害。

4.细磨

金属修复体的外形修改完成后，各部位厚度基本符合要求，即可进行细磨。细磨采用粒度较细的金刚砂磨头（磨料粒度约120～200目），将铸件表面反复磨平整，以最大限度消除磨痕，便于抛光处理。对磨头不易到达但表面仍然凹凸不平的部位，如牙冠面的尖、嵴、窝、沟处，冠桥的连接体、外展隙、邻间隙等处，应换用尖细的磨头轻轻打磨，但牙冠邻面接触区及冠边缘处不能打磨，以免影响邻接关系和边缘的密合。

5. 铸件的抛光

经过反复细致地磨平后的冠桥，可用各式橡胶磨头进行抛光，先用中研磨橡胶轮进行抛光，再用细研磨橡胶棒抛光。抛光的顺序是先轴面，后殆面。轴面抛光时采取由殆向颈的方向运动（图 8-13）。

经高度抛光后，根据冠桥修复体所使用的合金选择相适宜的抛光膏，涂在毡轮或毛刷轮上抛光修复体，使之达到光亮如镜的效果（图 8-14）。

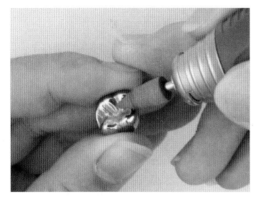

图 8-13　橡胶磨头磨光

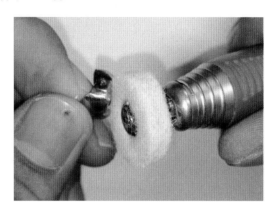

图 8-14　抛光轮磨光

6. 铸件的清洁

可将打磨抛光后的铸件放到超声清洗机里净化5min，或采用蒸汽清洗机清洗铸件（图 8-15）。

考点提示　铸造金属冠桥磨光抛光的步骤。

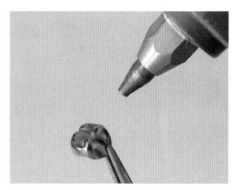

图 8-15　蒸汽清洗

（二）烤瓷金属基底冠桥的打磨抛光

金属基底冠形态修整中磨具的选择非常重要，选择不当的磨具会对金-瓷结合力造成影响，甚至导致烤瓷烧结过程中出现气泡、崩瓷、裂瓷等现象。金属基底冠的打磨与金属冠桥的打磨步骤有相似但也有不同，去除包埋材料、切割铸道、铸件就位、调整外形和厚度，这些步骤与金属冠桥打磨步骤相似，不同之处是打磨金属基底时不要求邻接和咬合关系，在打磨完成后的瓷接触部位不是进行抛光，而是喷砂处理。

1. 金属基底就位

方法同铸造金属冠桥。

2. 调整外形及厚度

（1）金属基底厚度　选用金刚砂或氧化铝磨头，沿金属基底，顺同一方向进行打磨，一般要求金属基底的厚度在 0.3～0.5mm，全瓷基底冠不少于 0.5mm。在打磨过程中用卡尺进行反复多点检测（图 8-16）。

131

（2）金属基底表面　应光滑、圆钝，不存在锐边、锐角。打磨纹理平顺一致（图8-17）。

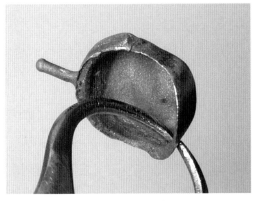

图8-16　测量金属基底厚度

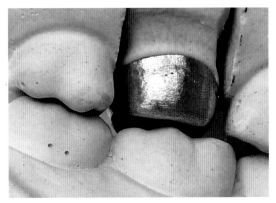

图8-17　金属基底冠的磨光表面

（3）金－瓷衔接清晰、光滑，边缘完整，宽度 0.5 ~ 1.0mm，呈对接形式。其内线角处呈钝角或凹面，外线角呈锐角。从唇（颊）向舌面移形的衔接线应圆缓，避免应力集中。

（4）连接体处用薄纱片及尖细金刚砂磨石进行磨改，连接体与外展隙应磨成开放的 U 形。

（5）桥体龈端与牙槽嵴有 0.5 ~ 1.0mm 的距离。

（6）金属边的抛光在上釉之后进行。

3. 喷砂

用 120 ~ 200 目的氧化铝砂均匀喷涂瓷覆盖基底表面，清洗后进行金属基底的预氧化。

 考点提示　烤瓷金属基底冠桥外形厚度的要求。

知识拓展

钛及钛合金的打磨抛光

钛及钛合金导热性差，打磨过程中，具有散热慢、易氧化的特点，采用常规方法打磨抛光，金属表面易出现研磨性硬化现象。因此，钛及钛合金铸件表面的打磨、抛光是否正确，将直接影响到铸件的光亮度和耐腐蚀性。

喷砂处理时，不能使用石英砂，以免一边去除反应污染层，一边又形成新的污染层。必须使用 50 ~ 80 目的氧化铝砂，进行喷砂处理后，铸件表面露出银灰色。最好采用湿性喷砂，降低表面温度，以免再次产生污染层。

铸件经过化学酸处理后，后期研磨时，可明显缩短研磨时间，降低劳动强度。经过化学酸处理的铸件，再用直径小于 25μm 的玻璃珠喷砂后才可进行抛光处理。

粗磨时，应尽量选用产热少或不产热的砂石，沿顺时针方向打磨，磨改方法由点到面。要求打磨面积小，压力轻，使铸件不产生研磨性硬化现象。除采用常规的各类金刚砂橡皮轮细磨外，还可采用筒研磨法，该方法不产生粉尘污染，劳动强度低，不出现常规打磨过程中的产热现象。

抛光时，采用软布轮或黑毛刷，蘸以钛及钛合金专用抛光膏进行抛光。抛光后，不能立即进行水洗，要在表面氧化膜完全形成后方可进行水洗，否则表面会产生变暗的现象。

二、陶瓷的打磨抛光

陶瓷修复体表面的光泽最终是通过上釉后高温烧结而成的。在正常情况下，光泽的好与差，取决于上釉前瓷表面的打磨质量。因为瓷质材料脆性较大，易破裂，所以瓷修复体的打磨要求使用振动较小的中速手机，磨具为中细粒度的氧化铝磨头、金刚砂磨头和含碳化硅的橡胶磨头。

（一）粗磨

用中等粒度的氧化铝磨头修整牙冠外形（图8-18）。瓷修复体的牙冠外形要求形态逼真，其形态的修整是在粗磨中完成的，烧结后的牙冠形态，包括颊、舌、殆面、前牙唇面等均需做细致的调磨。另外，还需要将牙冠放回到整体模型中，检查牙列的整体美观效果，使修复牙的大小、形态、排列与邻牙、对颌牙协调、左右对称。并在殆架上检查上下颌牙的咬合关系，要求在牙尖交错位时有最广泛、最大面积的咬合接触，在非牙尖交错位（前伸殆及侧方殆）时没有早接触。最后，还需检查瓷修复体及牙冠与邻牙之间有无正常的邻接关系，要求在送入临床试戴之前，以在模型上检查时略紧为宜。

（二）细磨

用细粒度的氧化铝磨头平整牙冠表面的粗糙面，消除所有磨痕。但应注意保留牙冠上的发育沟及唇面的生长线等纹理形态（图8-19）。

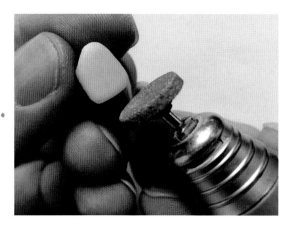

图8-18 陶瓷冠的粗磨

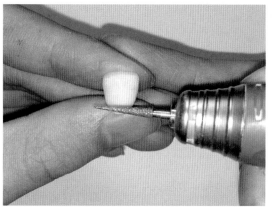

图8-19 陶瓷冠的细磨

（三）抛光

用粗细两种碳化硅橡胶磨头依次抛光，使瓷修复体的表面平滑。

（四）上釉

抛光后的陶瓷修复体经过超声波或高压蒸汽清洗后上釉烧结，最终得到光亮的表面。

本 章 小 结

　　义齿磨光抛光是指采用机械加工或电解等方法，使义齿表面高度光洁、平整无痕的技术，也是修复体完成前的最后一道工序。平整光滑的修复体表面能减少义齿对组织的刺激，有利于增进义齿的美观。对金属和陶瓷等修复体的磨光抛光过程都要遵循由粗到细、先平后光的原则。使用的砂石、磨头等工具也应按照粗颗粒、中颗粒到细颗粒的顺序进行，从而提高工作效率。

习 题

扫码"练一练"

一、单项选择题

1. 铸造全冠打磨抛光的要点下述不正确的论述是（　　　）

A. 由粗到细　　　　　　　　　　　　B. 压力适当

C. 注意降温　　　　　　　　　　　　D. 先打磨再喷砂

E. 少量多次

2. 以下说法不正确的是（　　　）

A. 喷砂时要不断改变铸件的位置　　　B. 铸件距离喷嘴应在 15mm 以内

C. 金刚砂的粒度通常为 100 ~ 150 目　D. 喷砂时压缩空气的压力应视铸件厚度而定

E. 以上都不正确

3. 以下哪种抛光材料适用于钴铬合金的抛光（　　　）

A. 氧化铬　　　　　　　　　　　　　B. 氧化铁

C. 浮石粉　　　　　　　　　　　　　D. 石英砂

E. 氧化铝

4. 以下哪种机器不适用磨光抛光（　　　）

A. 涡轮机　　　　　　　　　　　　　B. 技工微型打磨机

C. 蒸汽清洗机　　　　　　　　　　　D. 超声波清洗机

E. 茂福炉

5. 打磨金属基底冠时，要求厚度为（　　　）

A. 0.1 ~ 0.3mm　　　　　　　　　　B. 0.2 ~ 0.4mm

C. 0.3 ~ 0.5mm　　　　　　　　　　D. 0.5 ~ 1mm

E. 1 ~ 2mm

6. 瓷修复体打磨抛光的步骤是（　　　）

A. 粗磨—细磨—抛光—上釉　　　　　B. 细磨—粗磨—抛光—上釉

C. 粗磨—细磨—上釉—抛光　　　　　D. 粗磨—抛光—细磨—上釉

E. 细磨—粗磨—上釉—抛光

7. 烤瓷基底冠桥打磨的要求是（　　　）

A. 应光滑、圆钝，不存在锐边、锐角，打磨纹理平顺一致

B. 金 - 瓷衔接清晰、光滑，边缘完整，宽度 0.5 ~ 1.0mm，呈对接形式

C.连接体处用薄纱片及尖细金刚砂磨石进行磨改

D.连接体与外展隙应磨成开放的U形

E.以上都正确

8.磨光包括的步骤是（ 　 ）

A.研磨、抛光　　　　　　　　　B.切削、抛光

C.切削、研磨　　　　　　　　　D.上釉、研磨

E.清洗、上釉

9.以下哪项不是机械抛光材料（ 　 ）

A.浮石粉　　　　　　　　　　　B.金刚砂

C.氧化铬　　　　　　　　　　　D.化铁

E.石英砂

10.以下哪种是研磨用磨头（ 　 ）

A.金刚砂　　　　　　　　　　　B.氧化铝

C.碳化硅　　　　　　　　　　　D.以上都是

E.以上都不正确

二、思考题

1.磨光抛光的原则是什么？

2.铸造金属修复体的打磨程序步骤是什么？

（徐　曼）

第九章

焊接技术

学习目标 ⬩⬩

1. **掌握** 焊料焊接的原理及操作要点。
2. **熟悉** 各类固定修复体的熔焊。
3. **了解** 激光焊接技术应用范围及影响因素。

技能目标

熟练掌握焊料焊接和激光焊接的操作。

人文目标

具有主动学习、积极向上的热情。

焊接是指通过加热、加压、填充材料使金属修复体结合在一起的方法。随着科技的进步与发展，焊接技术也不断进步，焊接的方法多达数十种，应用于牙科也有近十种，最为常用的有焊料焊接（钎焊）、熔接和铸接三大类，其中焊料焊接和熔接中的激光焊接应用较为普遍。

固定桥尤其是多单位固定桥，若在临床上采取整体铸造法来制作，因包埋材料的热膨胀无法完全补偿金属的铸造收缩，则容易影响义齿的精度。另外，固定－活动联合修复体因活动部分跨度较大，与固定部位的衔接精度要求较高，常需分段制作后进行焊接以保证义齿的精度。

第一节 焊料焊接

扫码"学一学"

焊料焊接是目前口腔修复体使用较广的焊接方法，是指用比被焊接金属熔点低的钎料和焊件一同加热，焊接时焊料熔化为液态而被焊接金属为固态，之后湿润并填满被焊接金属连接的间隙，钎料与母材通过相互扩散形成牢固连接的方法。其在工业上又称为钎焊。

一、特点

1.焊料焊接加热的温度较低，被焊金属不熔化，组织和性能变化不大，可连接相同的或不相同的金属及部分非金属。

2.焊件变形较小，采用均匀加热（如炉内焊）的焊接方法，焊件变形可减少到最低，保证焊件的尺寸精度。

3. 焊接接头表面光洁，外形美观，气密性好，形状和尺寸稳定。

4. 焊料与被焊金属间成分及性质存在差异时，焊接后易有不同程度的电化学腐蚀。

二、焊料

理想的焊接合金成分、强度、色泽等应尽量与焊接的金属相接近，熔化温度必须低于被焊接的合金，至少低 50℃，以低 100℃为宜，熔化后流动性大、扩散性高，能均匀到达焊接界面，且与被焊接金属牢固结合。

三、焊接合金

临床上常用的焊接合金为金焊合金、银焊合金和锡焊合金等。

（一）金焊合金

金焊合金以金为主要成分，在口腔中具有良好的耐腐蚀性，熔化温度在 750 ~ 860℃，主要用于金合金的焊接，也可用于 18-8 型不锈钢、钴铬合金及镍铬合金的焊接，但成本较高。金焊合金以硼砂为焊媒。

（二）银焊合金

银焊合金以银为主要成分，熔化温度为 620 ~ 700℃，银焊合金除焊接银基合金外，还可用于不锈钢或其他非贵金属修复体以及矫治器等的焊接。含金和钯的银焊合金还可用于焊接金 – 银 – 钯合金。银焊合金以硼砂为焊媒。

（三）锡焊合金

锡焊合金的主要成分是锡（66%）和铅（33%），熔点为 183℃。也可用纯锡，熔点为 232℃。锡焊合金主要用在制作和修理义齿及矫治器过程中，防止卡环、𬌗支托、支架及附件等的移位。锡焊合金以松香为焊媒。

四、焊媒

焊媒是用来清除焊接面上的金属氧化物及其他杂质，并防止焊接时氧化物的形成。根据焊合金的不同，所使用的焊媒不同。

焊媒的要求如下。

（1）焊媒熔点应低于焊料的熔点。

（2）能够溶解和破坏焊件与焊料表面氧化膜，防止焊接区的氧化。

（3）熔融焊媒在金属表面具有良好的流动性。

（4）焊媒必须和所使用的焊料与被焊金属相匹配。

（5）焊媒受热后也应是安全的物质。

金合金和铜合金常用的焊媒是硼砂或硼砂加硼酸（硼砂：硼酸比例为 3 ：2）。不锈钢和钴铬合金的焊媒除硼砂和硼酸外还应加入氟化物。

五、焊料焊接的操作要点

（一）焊件的接触面

1. 焊缝间隙

从低温向高温处流动为焊料流动时的特性，当被焊材料的温度升高时出现毛细管虹吸现象。该现象与焊接间隙的宽窄有着很大的关系。当间隙越小时虹吸现象越强，越利于焊料的流入，在焊接完成后焊口强度较大。但是，金属及包埋材料加热时会产生膨胀，为了冠与冠不接触在一起，应是缝隙小，不过紧，一般以 0.2 ~ 0.3mm 的焊接间隙为宜。

2. 焊接面研磨

焊件应成面状接触，而非点接触，焊接面清洁且有一定的粗糙感。在毛细管作用下，焊料会沿焊接间隙向前流动，对能够影响其流动因素稍加引导，流动虹吸现象就会明显增强。因此，应对焊接面进行磨改，磨改时沿与焊料流动方向一致的方向，用碳化硅砂石进行打磨，使与焊料进入方向一致的被焊体表面有很多细线，对减少阻力、增强毛细管现象有一定的帮助。

3. 焊接面清洁

通常焊件表面会有油脂、氧化膜和异物附着，容易影响到焊料的流动性和焊接强度，甚至造成假焊。因此应保证焊接面的清洁。

清洁焊接面的方法如下。

（1）使用与被焊金属相对应的酸进行酸处理。

（2）应用高压蒸汽清洗法。

（3）对焊接面及周围区域进行喷砂处理，去除氧化膜。

（二）焊件的固定

1. 加蜡固定

固定桥根据咬合、固定 – 活动联合修复体的活动部分应依据设计确定接触关系，在焊隙的内外两侧进行滴蜡（图 9-1），初步固定其位置，防止杂物进入，保护焊隙清洁，为焊料的流入留出间隙。同时，在焊件周围进行加蜡，利于焊接区局部温度的迅速提高，便于焊接。

2. 包埋固定

使用包埋材料将焊件包埋固定，保护焊件的薄边与模型（牙槽嵴），避免烧坏，包埋时焊接区应充分暴露（图 9-2），应做到大件少包、小件多包。

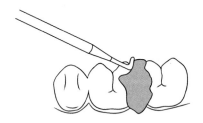

图 9-1　加蜡固定桥体

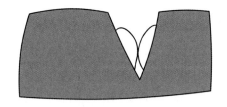

图 9-2　暴露焊接区

包埋材料的选择：为了防止焊接时焊模在高温下受热破裂，导致焊件松动移位，应当根据不同的焊接要求选择相应的包埋材料。一般冠桥焊接使用石膏与石英砂各一半加入水调和包埋。金瓷桥前焊时，温度为1000℃，应选用耐高温的磷酸盐包埋材料，使焊接具有较好的强度。后焊则不可使用磷酸盐包埋材料，应选用中温包埋材料，因为磷酸盐中含有氨，在遇高温时产生氨气，会使上釉的瓷失去光泽。

（三）充分预热

为提高焊区周围的温度，去除干净固定在焊缝中的蜡，使包埋材料与石膏中的水分蒸发，通常进行焊前预热。在预热时，加热的速度应慢且均匀，预热的温度不宜过高，防止焊件被氧化。焊接时，应先以粗大的火焰对整个模型进行充分预热，因为如只在焊接区进行局部加热而周围的温度偏低，则热量会很快散失，不易达到焊料的熔点，即使焊料开始熔化，但由于周围温度偏低则不能迅速的流布。同时，只在局部加热会延长加热的时间，从而导致焊件表面氧化，不易焊牢，形成假焊，因此充分预热是焊接成败的关键。

（四）火焰引导

充分预热后，用焊针蘸取少量的焊媒放于焊接区，在焊件被加热至暗红色时，用焊镊夹取小块焊料，不要撤离火焰，继续加热焊件的同时，准确的放于焊隙中间，使焊料迅速熔化流入焊隙。根据焊隙的大小增添相应的焊料，加热熔化使之充满焊隙。此时的焊接火焰要尖细，密切关注两个被焊金属的颜色，保证两侧被焊金属温度相同，否则焊料将流向温度偏高的一侧。

（五）焊料的选择

一般镍铬合金冠桥焊接多采用银合金焊，金属烤瓷桥的焊接根据焊接时机对焊料的熔点要求有所不同，前焊的焊料熔点要高于基底瓷烧结的温度，一般为1000℃左右；后焊的焊料熔点要低于釉层烧结的温度，一般在780～850℃。

（六）抗氧化

在焊接前焊件表面的氧化物虽已彻底清除，但是清除后还会重新生成氧化膜，而且由于焊接加热，氧化膜生成的速度较快。所以在焊接过程中应始终关注抗氧化的问题。当焊件表面一旦发生氧化，就会增加焊接困难。

抗氧化的具体措施：使用吹管的还原火焰，及早在焊接区加上焊媒，尽量缩短焊接的时间，使用惰性气体，如氩气，保护或者在真空中焊接。

六、各类固定修复体的熔焊

（一）固定桥连模焊接法

根据咬合关系调整桥体在模型上缺隙中的位置，进行包埋固定后，直接在模型上焊接。优点是不易变位，准确性高。缺点是翻制的焊接模型与工作模型之间存在误差，一般焊接模型要大于工作模型。铸造桥体采用连模焊接，需要焊两次，容易烧坏工作模型。

1. 第一次焊接

将铸造桥体放入工作模型的缺牙区，根据对颌模型调整好咬合关系，加蜡固定位置，包埋固定，通常选用磷酸盐包埋材料包埋。注意保护冠的边缘与缺牙区牙槽嵴。前牙桥应暴露舌面的焊接区，后牙桥应暴露𬌗面及颊、舌面的焊接区，包埋块厚薄不可低于5mm。包埋材料经自然干燥与烘干后，在模型上进行焊接，将固位体与金属桥体的（舌）面焊接在一起。如桥体在模型上一次焊接完成，注意火焰在龈端（后牙桥）与唇侧（前牙桥）应多加热，引导焊料流向龈端与唇侧，使得充满焊隙。中熔铸件在焊接时焊料熔融后，要迅速撤开火焰，避免烧坏固位体和桥体。

2. 第二次焊接

把第一次焊接的固定桥在模型上焊接后取下，在焊隙的内外两侧加蜡。后牙桥龈面向上，前牙桥唇面向上压入调好的包埋材料中包埋固定。固位体内填满包埋材料，待结固后进行第二次焊接。第二次焊接是在前牙桥的唇面，后牙桥的龈面上进行，是为了进一步加强固位体与桥体之间的焊接强度。

完成固定桥焊接后洗刷干净，放回原模型上进行检验，确定有无损坏、移位等问题，发现问题应及时补救，然后投入煮沸的清扫水中 1～2min，清除表面氧化层，清水洗净，进行初步磨光。

（二）固定桥离模焊接法

固定桥离模焊接法是将固位体与桥体的接触关系从工作模型上转移下来，进行焊接。先从工作模型上取下固位体，去除冠内蜡，修除基牙倒凹后，再将固位体放回原位，将铸造的桥体放到工作模型的缺牙区，根据对颌模型调整好咬合关系，加蜡固定，桥体的龈面加蜡填满。然后将固位体与桥体的接触关系从工作模型上转移下来。通常转移接触关系的方法有两种：一是采用石膏印模法来转移，调拌石膏，可掺入石英砂，放在合适的托盘内，压在涂分离剂（可用肥皂水）戴有固位体和桥体（已固定位置的）工作模型上，石膏结固后将固位体与桥体转移到石膏印模内，再调拌包埋材料包埋固定。二是直接转移，采用粘蜡粘住固定桥各部分位置关系之后，直接从模型上取下，调拌包埋材料包埋固定，待包埋材料结固后进行焊接。焊接的要求和方法与连模焊接的二次焊接基本相同。离模焊接的优点是：只焊接一次，且模型完好。缺点是：在转移接触关系的过程中容易出现移位。

（三）金瓷固定桥的焊接

虽然整体性的金瓷固定桥结实耐用，但有时不得不切开加以焊接，如金瓷固定桥发生变形，金瓷固定桥的一个固位体颈缘有缺陷，且需要重新制作，金瓷固定桥跨度太大，铸造时发生较大的收缩。

金瓷固定桥的焊接分两种情况：金瓷固定桥塑瓷前与金瓷固定桥塑瓷后的焊接，即前焊与后焊。前焊的优点为操作简单，深受技工喜爱。后焊的优点是焊接强度高，深受医师喜爱，但技工操作较复杂，有可能发生崩瓷。

1. 金瓷固定桥塑瓷前基底冠的焊接

首先切割分段，即在模型上将金瓷基底冠桥切割为两段，用复合树脂将两端基底冠桥粘合在一起，其后的方法如金属固定桥。

2. 金瓷固定桥完成后的焊接

在模型上使用超薄盘状砂片将金瓷固定桥切割为两段，并分别戴于患者口中，检查就位与固位的情况。从患者口内取下分段的金瓷固定桥，用铅笔画出焊接区，再将其重新戴入口内。使用复合树脂固定切割部位。转移接触关系。隔离瓷颈缘，在金瓷固定桥的固位体与桥体瓷颈缘加蜡，以防焊接加热时包埋材料与颈缘瓷发生反应。包埋固定，磷酸盐包埋材料加热会产生氨气，使得上釉后的瓷面失去光泽，所以后焊法中只能选用不含氨的包埋材料。在包埋块舌侧面刻 V 形引流沟，沟的一端通向焊接部位，焊接的位置只能设计在邻接面上，前牙焊接面应位于接触区靠舌侧位置，焊接面直径为 2～2.5mm。后牙应位于邻面中 1/3 至 3/3，颊舌向中 1/3，直径为 3～3.5mm（图 9-3）。用沸水冲去瓷颈缘的蜡，并确保瓷颈缘与包埋材料之间留有间隙。

将包埋块放于烤瓷炉平台边缘处，缓慢加热 10～15min，再将烤瓷炉门打开，继续加热 10min。涂焊媒加焊料，将包埋块放入烤瓷炉中，在真空状态下以每分钟 50℃的速率加热至 815℃。如焊金未熔化，需要继续加热至 870℃。应当根据材料的性能控制加热温度与冷却速率。

扫码"看一看"

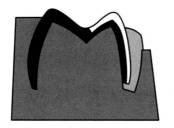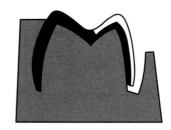

图9-3　瓷颈缘与包埋材料之间留有空隙

第二节　激光焊接

激光焊接是利用辐射激发光放大原理而产生一种单色性、相干性、方向性极好、亮度极高的光束，利用聚焦的激光束发热作用使金属表面熔化，然后冷却，凝固结合在一起。

激光焊接具有以下特点。

1.焊接热源为光束，无需与焊区直接接触，可透过玻璃窗进行焊接，环保，污染小。

2.热影响区小，可获得准确的焊接接头，在靠近烤瓷或义齿鞍基处可直接焊接。

3.激光束不受磁场影响。

4.无需包埋，省事、快速，可以减少包埋过程产生的误差。

5.激光焊接的参数均可预先设置并自动操作，操作简便，容易掌握，因此初学者易于掌握。

6.激光焊接通常不加入焊料等异种金属，焊件具有良好的抗腐蚀性。

一、激光焊接的应用范围

（一）修复体的冠、桥焊接

目前口腔修复工艺技术已经基本取消老式锻造的固位体与桥体，改为整体铸造式的冠、桥，但对于一些过长的铸造桥，为了减少合金铸造后收缩多采用分段制作的方式，则需要激光焊接将其连接成一个整体。CAD/CAM制作各修复单位的连接也需要激光焊接。与传统弯制卡环相比，铸造卡环具有强度高、牙体贴合性好和固位力均匀等优点。但如果存在铸造缺陷或者患者使用不当，容易发生断裂。传统的焊接及修补方法对此类情况无能为力，而激光焊接可有效解决这一问题。因此，在临床上也常见于铸造冠、桥修复体的𬌗面磨穿、破损、铸造缺陷等的修补以及全冠边缘加长、邻接点的恢复、冠桥升高咬合等的修补焊接。

（二）附着体预成件的焊接

口腔附着体修复技术是目前一种精度要求高、工艺复杂的修复方法。激光焊接工艺具有对被焊接的修复体损伤小，变形率低，无须包埋固定等特点，特别是对微小部件和齿科精密附着体的焊接更具优越性。从而改善了以往火焰焊接方式对于精密修复体的损坏和变形率较高，且容易造成精密附着体的修复失败的现象。另外，激光焊接还应用于种植义齿上部支架的连接。

（三）纯钛修复体的焊接及内部铸造缺陷修补

钛遇热后易氧化，普通的火焊无法对钛进行焊接。而激光焊接具有热影响区小、能量高、定点精确、瞬间可将被焊金属加热到熔融状态等特点。钛的导热性能很低，有利于其焊接。因此，采用激光焊接技术可良好地修复与弥补铸钛修复体表面缺损和内部缺陷。

（四）异种合金材料修复体的焊接

异种合金修复体在附着体义齿及套筒冠义齿中应用普遍，涉及贵金属与普通金属的焊接、烤瓷用镍铬合金与支架用钴铬合金的相互焊接等。

二、影响激光焊接的主要因素

1. 激光功率

临床操作时用调节灯电压的方式来调节激光的输出功率。首先，功率过大，被焊件金属表面易飞溅产生气泡，焊接质量下降，功率过小，被焊件表面溶解不充分，则焊接深度不够，不牢靠。其次电压越大，热影响区越大。

2. 焊接参数

包括焊接持续时间和光斑直径大小。焊接的持续时间越长，作用于被焊件的积蓄能量越多，被焊件容易溶解。时间过短，则不能将金属溶解。激光光束直径越小，其能量越集中，穿透深度加大，但熔金范围变小，即激光焊接光斑的大小直接影响被焊件的焊深和焊缝的宽度。焊接参数的选择决定焊接强度。在一定范围内，随电压和脉冲持续时间的增加，脉冲能量增加，峰值功率也增大，试件焊接的机械强度也随之增加，焊接参数选择合适时，其焊接强度接近或达到母材机械强度。但若电压选择过高，焊接能量过大，焊接时产生气化现象，焊区表面会有着色和微孔形成，对试件焊接强度及耐腐蚀性影响较大。应根据被焊金属组成成分、表面特性、厚度和焊接任务等来选择合适的焊接参数。

3. 气体保护

激光焊接过程中，由于大气中含有氧、氮等气体，使被焊件在大气中焊接时变脆，甚至产生气孔、裂纹，所以焊区周围需要进行气体保护，目前常用保护气体为氩气。氩是惰性元素，性能稳定，不易与其他元素发生反应。激光焊接时不同的焊接电压需要不同流量的氩气保护，因为电压越大，熔化金属所形成的等离子雾范围越大，与周围大气接触的可能性也变大，所以需要加大氩气的流量。在激光焊接过程中，容易产生等离子体，等离子体对激光有吸收、折射和反射的作用。采用气体保护可起到驱除或消减的作用。还可提高焊缝的冷却速度和降低表面氧化程度，改善焊缝表面形貌。保护气体喷嘴的位置，一般小角度、对称性侧吹式较好。因为这样可以避免产生涡流，并降低空气浓度。气体流量的大小需根据实际焊接情况而定。

4. 焊接技巧

焊丝应选用同种材料的金属丝或随修复体同炉铸出的金属丝，也可采用激光焊接专用无碳焊丝。不同的焊缝间隙大小对被焊件的质量和精度具有一定的影响。一般的对接焊接，为保证焊接强度，1 个焊点应覆盖相邻焊点面积的 2/3。当被焊金属较厚时，应使用双面焊接法，焊接参数的设置可使焊接深度达到金属厚度的 60%。焊接区磨平抛光后进行喷砂处理，以避免金属表面反射更多的激光束。焊接最后阶段应使用软焊接，参数设置为低电压、高脉冲持续时间进行焊口的处理，从而达到更好的焊接性能与表面光洁性。

三、激光焊接与焊料焊接技术的比较

焊料焊接是将焊料加热熔化成为液态填满被焊金属的间隙，冷却凝固后连接成为一个整体。通常为了避免焊接错位影响精度，需将被焊修复体包埋固定，整个模型需充分预热60min，焊接时利用火焰持续加热至与被焊金属温度一致，需采取防氧化措施，对异种金属之间焊接强度较差，仅适用于同种金属间的连接，不适用于钛的焊接和精密附件的焊接。这种方法设备简单，但是具有操作繁琐、加热时间长、加热范围宽、焊接强度较弱、易变形和易腐蚀变色等缺点。激光焊接主要依靠高热量的激光束对加工零件进行作用，传输热量，从而使焊件熔化再凝固，完成焊接的过程。这一焊接方式20世纪70年代开始出现，起初主要利用热传导的原理对薄壁零件进行焊接，也就是利用激光的能量对加工零件表面进行照射并且由表及内，从而升温熔化金属进行焊接，焊接过程需要控制激光的脉冲、最高值和频率来调节光束的热量和脉宽来达到想要的焊接质量。不需包埋固定，整个焊接过程在 1 ~ 2min 内即可完成。其具有温度高、穿透能力强、能量密度大、定位精确、操作简便、安全卫生、热影响区小、不降低材料机械性能与耐腐蚀性等优点，因此非常适合口腔修复体的焊接，特别是附着体义齿及钛的焊接。

 知识拓展

激光焊接的个人防护

　　激光直射、反射或散射到人体时，会对眼角膜和皮肤造成一定的伤害。因此操作者在使用激光焊接机时要注意个人防护，戴防护眼罩，避免眼睛和皮肤与激光光束接触，保证操作安全。

本 章 小 结

　　本章主要讲述口腔固定修复体的焊接，焊料焊接的原理和特点及操作要点，焊料焊接与激光焊接的区别，前焊操作简单，后焊操作较复杂，有时可能发生崩瓷，但强度较高，因此技工室多使用前焊法。

习 题

单项选择题

1. 口腔科最常用的焊接方法是（ 　　 ）

A. 铜焊　　　　　　　　　　　　　B. 银焊

C. 锡焊　　　　　　　　　　　　　D. 焊料焊接法

E. 激光焊接法

2. 钴铬合金焊接的常用焊媒是（ 　　 ）

A. 硼砂　　　　　　　　　　　　　B. 硼砂 + 氟化物

C. 磷酸锌液　　　　　　　　　　　D. 氟化钠

E. 稀硫酸

扫码"练一练"

3.对于激光焊接的描述，下列说法错误的是（　　　）

A.无污染 　　　　　　　　　　　　　　B.焊件无需包埋

C.操作复杂 　　　　　　　　　　　　　D.热影响区小，焊接区精确度高

E.激光焊接通常不加入焊料等异种金属

4.激光焊接时，对焊接的环境要求是（　　　）

A.在空气中焊接 　　　　　　　　　　　B.在 CO_2 保护下焊接

C.在惰性气体保护下焊接 　　　　　　　D.在氧气保护下焊接

E.在氮气保护下焊接

5.焊料与被焊金属的关系是（　　　）

A.熔点低于被焊金属 100℃ 　　　　　　B.熔点高于被焊金属 100℃

C.与被焊金属熔点相同 　　　　　　　　D.熔点低于被焊金属 200℃以上

E.熔点高于被焊金属 200℃以上

（苏晓亚）

144

第十章

种植义齿固定修复

种植义齿是将人工牙根种植体植入颌骨或骨膜下，替代缺失的天然牙根，取得牙固位支持装置的修复体。由上、下两部结构和基台组成，下部结构为人工牙种植体，上部结构为牙修复体。种植义齿修复体由上、下部结构共同承担固位、支持、殆力传导和咀嚼功能。根据上下部结构的连接方式可分为固定式种植义齿和可摘式种植义齿。固定式种植义齿的固位方式分为粘接固位和螺丝固位，义齿固位后不能随意取戴。可摘式种植义齿是以基台、牙槽嵴和黏膜共同支持的覆盖式种植义齿，根据基台的连接方式分为球帽连接、杆卡连接、套筒冠连接、磁性固位体连接。

第一节　牙列缺损种植固定修复

牙列缺损种植固定修复主要有单冠、联合冠和固定桥。种植体分为一段式和二段式，临床上绝大多数应用二段式。一段式种植体：种植体与基台联体，有体部、颈部、基台三个部分。二段式种植体：修复构件有种植体基台、愈合基台（牙龈成型器）、定位柱、转移杆（印模帽）、种植体替代体等。

一、制取印模

传统取印模方法有开窗式和闭合式两种。

1. 开窗式印模法

选用开窗式转移杆，又称印模帽，通过中央连接螺丝将转移杆定位固定在种植体上。由于开窗式转移杆长度较长，需要在常规托盘底部相应位置开窗或用树脂制作个别托盘。

扫码"学一学"

在托盘底部相应位置制作窗口（图 10-1），在开窗口覆盖一层蜡片，用硅橡胶取模，待印模材料硬固后，去除开窗口的蜡片，从窗口卸下转移杆的固定螺丝后再从口内取出嵌有转移杆的印模。

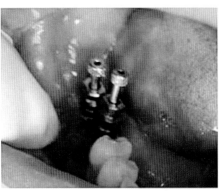
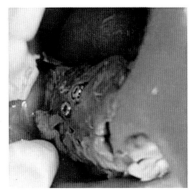

图 10-1　开窗式印模法

2. 闭合式印模

选用非开窗式转移杆（印模帽），通过中央固位螺丝把印模帽固定到种植体上。由于非开窗式印模帽体位倒凹较大，印模后仍滞留在口内，印模取出时阻力大，容易损坏模型，因此取模时先在非开窗式印模帽上注入硅橡胶清体，再在清体上放置重体，进行印模，待印模材料硬固后，取出印模，卸除非开窗式印模帽即位于印模上（图 10-2）。

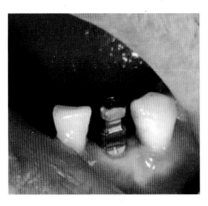
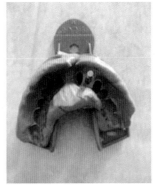

图 10-2　闭合式印模法

二、灌注模型

灌模前，在种植体替代体颈部涂分离剂，灌注人工牙龈硅胶材料，形成人工软组织罩。将种植体替代体通过中央固定螺丝连接到印模帽上。按照粉液比例，真空调拌后灌制石膏模型。石膏硬固后，卸除印模帽，用基台替代体替代印模帽，获得带基台的工作模型。

三、上部结构制作

根据上部结构的固位方式分为粘接固位型和螺丝固位型。

（一）粘接固位型种植义齿上部结构的制作

根据上部结构的修复形式分为单冠、联冠和固定桥。由于种植义齿大多采用基台外连接方式固位，基台相似于基牙。

（1）单个牙缺失 选用体积相当的基台或个性化基台，全冠修复。

（2）多个牙缺失 选用体积相当的基台联冠或固定桥修复。如果基台之间无法取得共同就位道，可制作内层冠粘接固位后，修正基台的轴向，取得共同就位道后，再制作外冠修复。基台外固位体唇颊侧由于美观因素应达到龈缘，舌腭侧为了便于清洁应暴露种植体颈部。

（二）螺丝固位型种植义齿上部结构的制作

1. 单个牙种植义齿的螺丝固位型的上部结构的制作

前牙舌（腭）侧预留固位孔，后𬌗面中央部预留固位孔，上瓷时注意预防瓷粉进入固位孔内，上部结构就位后，应用光固化树脂等充填材料封闭固位孔，防止食物嵌入影响咀嚼。

2. 多个牙种植义齿的螺丝固位型的上部结构的制作

多个种植基牙采用螺丝固位型种植义齿，又称可拆卸式种植义齿，其上部结构要求多个基台相互平行，能获得精确的被动就位，因而具有相当的制作难度。通常需要使用平行研磨仪修磨基台获得共同就位道，制作支架。制作支架的材料有纯钛、非贵金属和贵金属，制作工艺有传统铸造和 CAD/CAM 机器精密切割，以及 3D 打印。

主流金属支架由固位体、桥体和连接体组成，预留 1.5～2mm 的烤瓷或烤塑、全瓷冠的位置空间。

可拆卸和半固定联合的支架制作用于种植基台与自然牙联合支持式固定桥支架，种植基台端可设计为螺丝固位，自然基牙端可设计为全冠式、嵌体式、精密附着体固位方式。

支架完成后经试戴放置于工作模型，上𬌗架进行咬合记录，完成烤瓷、烤塑或全瓷冠的制作、粘固。

第二节 牙列缺失种植义齿固定修复

牙列缺失即无牙颌患者口腔咀嚼功能和美观度严重缺失，传统全口活动义齿修复效果不尽如人意。牙列缺失种植义齿的无牙𬌗修复极大提高了修复的功能和美学疗效。牙列缺失种植义齿的修复分为固定式种植义齿修复和覆盖式种植义齿修复两种，其中覆盖式种植义齿修复为活动修复，本节不做介绍。牙列缺失种植义齿固定修复近年来迅速发展，早期为高架固定桥修复，目前多采用分段式固定桥或支架桥体一体式固定修复。

一、牙列缺失种植义齿固定修复分类

（1）牙冠与种植体直接连接 种植义齿的人工牙冠与种植体直接连接，可以是整体，也可以是分段的桥体或联冠，在种植体数量充足的情况下还可以是单冠。连接方式有螺丝固位和粘接固位。尽管此类修复方法美观和功能效果良好，但是对患者骨量条件和医技人员技能水平要求较高。

（2）人工牙冠通过桥体支架与种植体连接 其分为种植术前设计制作桥体支架和种植术后设计制作桥体支架两种方法。手术前制作：数字建模经数控加工手术导板和种植义齿的金属支架用于即刻种植即刻修复。

（3）牙冠通过双层支架与种植体连接的预成双层支架即刻负重种植系统。此方法要求患者颌骨骨量充分，适用范围较窄。

二、全颌固定种植义齿基台设计

全颌固定种植义齿的基台首选长轴向螺丝固位型。粘接类基台常用于分段制作桥体。整体桥涉及因素复杂，少有采用。

（1）基台数量　无牙颌种植义齿固定修复传统要求基台数为：上颌8颗，下颌6颗。目前流行的All-On-4技术，种植体及基台数为上下各4个。

（2）基台长度　要求基台（粘接或固位）轴向长度大于4mm，足以产生良好的固位力。基台𬌗面与对颌牙𬌗面间距离大于2mm，可容纳全瓷、烤瓷、烤塑牙冠的厚度位置。

（3）基台平行度　种植体之间不平行时可用角度基台进行修正。种植基台间的平行长轴，如不能弥补时，可适量调磨基台或制作个性化基台加以修正。

（4）基台中央螺丝孔道　用牙胶等暂封材料充填。

三、牙列缺失固定种植义齿的印模和模型

1. 全颌固定种植义齿的印模与局部种植修复取模方法基本相同，通常开窗式转移杆个别托盘印模技术，用蜡或细钢丝将每个转移杆固定连接在一起。印模确保修复体与基台之间精度吻合。

2. 工作模型。先在种植基台代型周围注入硅橡胶人工牙龈材料形成可移动的人工牙龈，再用硬石膏灌制整体工作模型，以便于技师制作支架或人工牙龈下部分的操作。石膏硬固后用磨头在模型底面和侧面磨痕标记，上𬌗架记录位置和排牙记录模定位。

四、牙列缺失固定种植义齿上部结构制作

（一）颌位关系的记录

1. 临时基托和𬌗蜡的制备。用导杆在2～3个基台代型上固定树脂临时修复帽，用自凝树脂或光固化树脂塑形临时基托，使其牢固稳定地固位到基台上，达到操作方便和保证咬合记录的精确性。蜡堤制备与常规全口修复类同。

2. 上下颌模型的面弓设计、垂直高度和水平正中关系的记录以及前伸和边缘运动与常规全口修复类同。

（二）牙列缺失种植义齿固定修复的试排牙

人工牙的排列设计：支架式全口种植义齿固定修复采用蜡型排列人工树脂牙，完成后交临床医师给患者试戴，调整美观外形和颌位关系，满意后送技工室作为工作模制作支架（图10-3）。

（三）支架的制作工艺

桥体支架传统制作方法为失蜡铸造法：经过铸造、激光焊接、电火花蚀刻等工序，加工步骤繁琐，影响因素众多，目前多采用CAD/CAM切削法制作种植固定支架，步骤简化，精密度高。

制作步骤：对人工树脂牙蜡型工作模进行数字化扫描，获取虚拟数字化光学模型，在计算机中测出种植体代型的位置，设计支架模型，将信息传输到精密铣床上将二级钛合金块切削成支架（图10-4）；支架经打磨抛光后让患者口内试戴；最后在支架上进行树脂牙聚合、烤瓷烤塑或将全瓷单冠逐一粘接到支架上完成上部结构的制作。随着CAD/CAM技术的不断发展，高精度的扫描仪可直接获取患者口内信息数据，目前精度可达到37.9～99.1μm。

取代人工取模而引起的材料性能或操作误差。目前使用口内扫描时应避免因颌骨、肌肉等运动可能产生的误差。利用计算机辅助设计软件中的义齿模型数据库对支架修复体进行模型设计，生成STL格式文件。输送给精密机床机器生成CAM刀位文件。可以从任意角度、任意方向对模型进行测量、分析、设计，导入CT数据后，可清楚显示种植体在颌骨的位置及相邻种植体关系，寻找最适合的就位道，完善修复体外形，矫正部分种植体角度偏差。支架的制作材料普遍选用钛合金，钛是一种强度高但原子量低的金属，具有良好机械性能、生物相容性和耐腐蚀性。CAD/CAM技术用于制作钛支架有如下优势：a.简化了操作步骤，降低了误差、减少了失败率、降低了成本；b.制作支架的材料为整块钛合金切削完成，材料均质性好、机械性能高；c.可以在设计过程中修正不合适的种植体角度，以获得更合适的外形轮廓。

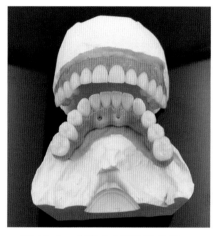

图 10-3　支架式全口种植义齿

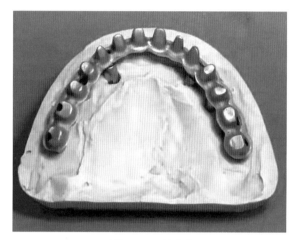

图 10-4　钛支架

第三节　个性化基台的制作

作为种植体与种植上部结构的连接部分的基台，临床首选各种植系统厂家提供的与种植体配套的成品基台。但成品基台在长度、角度、形状、与天然牙颈部形态等方面无法完全一致，很难满足患者个性化修复的美学与功能的需求。个性化基台，又名定制式基台，可依据缺牙间隙处种植体植入深度、角度、咬合三维空间、牙龈厚度等解剖条件，调整基台穿龈高度及冠-基台界面位置，以获得最适合的修复体形态，提高牙齿美观性能及固位，保证牙龈健康。通过磨改、铸造或CAD/CAM技术制作的基台特点：a.个性化的长度。b.个性化的角度。c.个性化的形态，是以天然牙釉、牙骨质界处的解剖形态为参考设计的。d.个性化穿龈袖口支撑修复体与牙龈协调，改善黑三角和食物嵌塞问题，对种植修复体的美学及功能产生积极的影响。e.全瓷基台与钛合金基台相比具有良好的半透光性和美学效果。

扫码"看一看"

一、个性化基台的制作材料

个性化基台的制作材料大多为钛合金或氧化锆全瓷。钛合金或氧化锆全瓷基台均具有良好的机械性能、化学性能和生物相容性，但氧化锆全瓷基台半透光性和美学性能更佳。

二、个性化基台制作工艺

2000 年，Atlantis 公司首次采用 CAD/CAM 设计与制作个性化基台。目前个性化基台由种植系统厂家或技工室通过 CAD/CAM 技术制作。常用 CAD/CAM 系统有 Atlantis 系统、Procera 系统、Encode 系统等。

（一）钛合金个性化基台的制作工艺

首先口内扫描制取光学印模或从口内硅橡胶传统印模，转移获取工作模型。在种植体上安置扫描杆，通过系统扫描取得种植体位置以及周围软组织轮廓、邻牙以及对颌牙咬合间隙等的数字化信息数据，转换成虚拟数字模型。在计算机上虚拟数字模型中设计个性化基台的长度、穿龈高度、长轴角度、直径、形态、穿龈轮廓等参数。个性化基台良好的穿龈轮廓有利于种植体周围软组织封闭、支撑牙龈乳头形成良好的牙龈形态，对种植义齿的美学修复起到不可替代的作用。

个性化基台形态是以天然牙釉牙骨质界处的解剖形态为参考依据而设计，生物机械性能良好。数字化建模完成后，用种植体匹配的钛柱经精密数控切割设备完成个性化基台的制作（图 10-5）。

（二）全瓷个性化基台的制作工艺

目前常用的全瓷个性化基台为两段式钛基底氧化锆基台。

有研究表明，钛基底个性化全瓷基台的抗折断强度明显高于一段式全瓷基台。其结构也更适合于临床，钛基底使基台内部结构发生了变化，不同基台结构在疲劳加载后其种植体－基台间隙会有不同程度增加。钛基底－种植体间的间隙小于氧化锆全瓷－种植体间的间隙。由于种植体基台间隙为细菌进入的路径，种植体可能引起周围炎。

氧化锆全瓷个性化基台的制作工艺程序：采取种植体印模、建模以及计算机辅助设计。原则上与钛合金个性化基台相同。不同之处在于种植体上安装与种植体相匹配的 Ti-Base。在 Ti-Base 上制作设计经精密数控机床切削氧化锆瓷块完成全瓷氧化锆个性化基台的制作（图 10-6）。

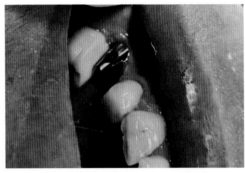

图 10-5 钛基台

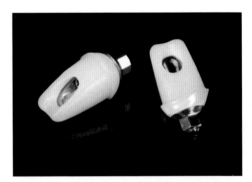

图 10-6 钛基底氧化锆基台

习 题

一、单项选择题

1. 种植义齿是由（　　　）及其支持的上部结构组成的修复体

A. 转移杆　　　　　　　　　B. 基台

C. 种植体　　　　　　　　　D. 愈合帽

E. 定位柱

2. 目前流行的 All-On-4 技术，种植体及基台数为上下各（　　）个

A. 8　　　　　　B. 6　　　　　　C. 4　　　　　　D. 2　　　　　　E. 10

3. 基台𬌗面与对颌牙𬌗面间距离大于（　　）可容纳全瓷、烤瓷、烤塑牙冠的厚度位置

A. 1mm　　　　　B. 2mm　　　　　C. 3mm　　　　　D. 4mm　　　　　E. 5mm

4. 要求基台轴向长度大于（　　），以产生良好的固位力

A. 2mm　　　　　B. 4mm　　　　　C. 6mm　　　　　D. 8mm　　　　　E. 10mm

5. 非制作种植义齿的辅助构件有（　　）

A. 定位柱　　　　　　　　B. 印模帽

C. 植体替代体　　　　　　D. 愈合帽

E. 愈合基台

6. 目前多采用 CAD/CAM（　　）制作种植固定支架

A. 失蜡铸造法　　　　　　B. 切削法

C. 激光焊接　　　　　　　D. 电火花蚀刻

E. 打印法

7. 数字化建模完成后，用种植体匹配的（　　）经精密数控切割设备完成个性化钛基台的制作

A. 基台　　　　　　　　　B. 瓷块

C. 钛柱　　　　　　　　　D. 替代体

E. 转移杆

8. 目前常用的全瓷个性化基台为（　　）

A. 一段式基台　　　　　　B. 金基底氧化锆基台

C. 钛基底氧化锆基台　　　D. 氧化锆基底氧化锆基台

E. 钴铬合金基底氧化锆基台

9. 全瓷氧化锆基台（　　）和美学性能更佳

A. 机械性能　　　　　　　B. 生物学性能

C. 半透光性　　　　　　　D. 全透光性

E. 化学性能

10. 基底试戴是修复体制作过程中极其重要的环节，目的是除下述哪项外（　　）

A. 检验基底是否被动就位、判断其是否与种植体或基台精密吻合

B. 检验修复体饰瓷空间

C. 检验𬌗位关系及咬合情况

D. 检验最终修复效果

E. 调整外形

二、思考题

1. 临床常用的预成基台有哪些？

2. 最终修复体的连接方式有哪些？

（王 骅）

扫码"练一练"

第十一章

计算机辅助设计与制作技术

第一节　口腔数字化的发展

一、口腔数字化发展概述

扫码"学一学"

口腔修复工艺学是一门集口腔修复学、美学生物力学、机械力学、工艺学和材料学等现代自然科学为一体的应用型学科。数百年以来，口腔修复工艺一直在沿用传统的修复治疗模式，即由临床医师为患者制定修复治疗方案、预备口腔软硬组织，通过制取印模的方法获取患者口腔或颜面部的解剖形态，技师根据模型信息再按常规制作步骤完成具有特定形态和功能的修复体，最终完成修复治疗。这种口腔修复临床治疗模式是以医师和技师的理论水平、临床经验和操作能力为基础，实现各类病例的临床修复治疗，因此对口腔修复医师和技师的临床经验和技能有较高的依赖性。

20世纪70年代，数字化技术的出现，为口腔修复的印模方式和口腔修复体的制作提供了一种新的临床和技工操作方式。1973年，法国人Due首次将计算机辅助设计与制作概念引入口腔领域。1984年，他发明了第一台CAD/CAM设备。1989年，在美国芝加哥会议上用4h加工了单冠。

20世纪80年代，Mormann首次将数字化口内扫描仪应用于口腔修复。1987年，第一套系统研发成功，之后相继出现了 Dunt、Cerec、Denticad 系统、Cm 系统，DUX、Celay、Procera、DCS Precident System 等，可以用这些系统在较短的时间内为患者制作修复体，由于该技术可在短时间内为患者提供优良的修复体，极大地提高了生产效率。

虚拟印模和模型提高了技工的舒适度和方便度，虚拟模型便于储存整理和远程交流。CAD/CAM 系统大大提高了修复的效率，减轻了技师加工修复体的劳动强度。相对于传统义齿加工方法而言，CAD/CAM 系统制作的修复体质量好、可重复性强。CAD/CAM 系统在世界范围内得到越来越广泛的应用。数字化技术为口腔修复学开辟了崭新的修复治疗模式和制造工艺模式。经过 30 多年的探索与发展，已经成功实现了现代数字化制作工艺和传统口腔修复治疗技术的衔接，临床已有数十种口腔修复数字化修复体设计与制作系统，通过临床修复治疗实践，数字化技术的精确和高效性能已被口腔修复学界认可，数字化临床修复治疗方式是未来口腔修复学的重要发展方向之一。

二、口腔数字化系统原理和组成

计算机辅助设计（computer aided design）和计算机辅助制作（computer aided manufactur）简称CAD/CAM。其中，CAD是指以计算机作为主要技术手段，运用各种数字信息和图形信息，辅助进行修复体的设计；CAM是指由计算机控制的数控加工设备如数控加工机床和3D打印等对产品进行加工成型的制作技术，获得修复体。口腔CAD/CAM是激光电子技术、精密测量技术、微机数字信息和图形信息生成、处理技术、数控机械加工等技术融为一体，用于设计、制作各类口腔修复体的一种全新义齿修复工艺。CAD/CMM义齿制造系统从用途上可分为椅旁系统和技工系统，从软件系统运行模式上可分为开放式系统和封闭式系统。

目前，国内外研发的各种数字化修复体制作系统，在系统研究和处理细节上存在差异，但各种系统的主要构建均由三部分组成：第一部分数据获取装置（数字化扫描），用于获取口腔软硬组织数据；第二部分数字化修复体设计，用于修复体形态设计和图形处理；第三部分数控修复体制作，用于修复体设计后数字化控制的修复体制作。

（一）义齿数字化扫描设备

义齿数字化扫描设备（模型扫描仓），作为数字化工艺流程的数据输入环节，其原理是借助各种三维扫描技术，将牙颌石膏模型、印模、口内牙列及上下颌颌位关系、颜面部形态和颅颌面骨骼及软组织信息等，转换成计算机中三维可视化的数字模型。这种三维数字模型是后续义齿设计的数据基础，可在专用的数字化 CAD 软件中实现三维观察和编辑，通常是一种开放格式的三角网格模型，常见格式为 STL。

常用的三维扫描技术根据其技术原理可分为接触式扫描技术、光学扫描技术和影像学扫描技术等；根据其应用模式可分为口内扫描技术、牙颌模型扫描技术、颜面部扫描技术和体扫描技术等。

传统的取模方法用藻酸盐或硅橡胶印模材料，在患者口腔中制取印模时还会给某些敏感患者造成不适，口内扫描数字化设备，能解决部分患者的敏感问题。

修复体的质量是否合格，主要看两个方面：修复体是否恢复良好的咬合关系：因为人的牙齿骀面结构十分复杂且精细，如果咬合高度有几十微米的误差，就可能造成咬合创伤，其至引起整个咀嚼系统功能紊乱；修复体与基牙是否密合：根据美国牙科学会的标准，两者的间隙必须保持在20~40μm，否则不但会引起继发龋、损伤基牙，而且会影响美观。

（二）义齿数字化设计软件

义齿数字化设计软件，简称义齿CAD软件，作为数字化工艺流程中至关重要的设计环节，它的工作原理是基于三维扫描设备采集建立的口腔软硬组织数字模型，借助高度自动化、智能化的计算机建模算法及义齿数据库的支持，采用人机交互式的操作模式，实现高精度的义齿数字模型设计。

口腔CAD/CAM系统的软件，主要包括扫描软件、设计软件和编程软件，其中，编程软件是CAD/CAM的核心，是完成修复体设计、加工最主要的手段。由于义齿形态设计的个性化需求，口腔技师在义齿制作的传统工艺中发挥着至关重要的作用，在雕蜡塑形的制作工艺中，技师人为因素对义齿精度的影响不可避免。CAD软件的突出特点是可实现定量、参数化控制下的三维精确设计，可最大限度降低人为因素的不稳定性，控制义齿设计的各项关键指标精度。此外，CAD软件还具有强大的个性化参数设置能力和人机交互的灵活操作方式，给予技师充分发挥经验与创造力的空间，从而获得兼顾关键部位精度与个性化特征表达的义齿CAD模型。

与传统义齿蜡型制作工艺相比，义齿CAD设计的优势在于：CAD软件是一种凝结了义齿形态设计知识与经验的数学建模工具，可有效帮助年轻技师快速提高义齿设计水平和设计效率，缩短技师学习时间，提高义齿生产效率。

（三）义齿数字化加工设备

义齿数字化加工设备也称CAM设备，作为数字化工艺流程的输出环节，是实现义齿实物最终制作的技术手段。工作原理：是将CAD软件设计完成的义齿数字模型首先通过数控工艺规划软件生成CAM设备可识别的加工工艺文件，CAM设备再通过精确的软件程序控制，执行相应工艺文件中的加工程序，从而完成满足一定精度要求的义齿实物制作。

CAM设备按工作原理可分为数控加工设备和三维打印（three-dimensional printing，3DP）设备。与传统加工方法相比，CAM技术不再需要制作熔模、包埋、铸造或装盒、热处理等工序，简化加工步骤的同时，避免流程材料使用中产生的各种尺寸误差与环境污染，可以利用计算机的检测功能，每个修复体都为同一个标准，提高了义齿的加工精度，最大限度地降低了人为因素对产品质量的影响，大幅减轻技师的劳动强度，且增加了义齿材料的多样性。

由于CAD/CAM技术的出现使得基底冠的加工方式变得多样化。CAD/CAM技术的应用使得诸如铣削或腐蚀等减法式的加工方法逐步出现，通过这种方法，可获得更高的精准度，这也是多种修复体，特别是种植修复体所要求的。因此，对于种植修复来说，铣削的修复体桥是首选。但铣削所用材料相对来说比较昂贵。21世纪初制作冠和修复体桥的另一种经济型加工方法进入牙科领域，即加法式加工技术——选择性激光熔融（selective laser melting，SLM），其是在SLM设备中将金属粉末以分层的方式用激光束层层融熔堆积，并逐渐成形，完成整个结构。

要加工出经济的高品质修复体是现今一项很大的挑战，3D打印技术是指通过连续的物理层叠加，逐层增加材料来生成三维实体的技术，与传统的去除材料加工技术不同，因此又被称为添加制造（additive manufacturing，AM）。作为一种综合性应用技术，3D 打印综合了数字建模技术、机电控制技术、信息技术、材料科学与化学等诸多方面的前沿技术知识，具有很高的科技含量。 3D 打印机是 3D 打印的核心装备。它是集机械、控制及计算机技术等为一体的复杂机电一体化系统，主要由高精度机械系统、数控系统、喷射系统和成型环境等子系统组成。此外，新型打印材料、打印工艺、设计与控制软件等也是 3D 打印技术体系的重要组成部分。

3D 打印即快速成型技术的一种，它是一种以数字模型文件为基础，运用粉末状金属或塑料等可黏合材料，通过逐层打印的方式来构造物体的技术。3D 打印通常是采用数字技术材料打印机来实现的，常在模具制造、工业设计等领域被用于制造模型，之后逐渐用于一些产品的直接制造，已经有使用这种技术打印而成的零部件。3D 打印技术应用于牙科行业，义齿制作采用 3D 打印，提升了效率，降低了制作成本，是目前齿科行业最新颖的技术。

传统修复体的制作方法包括取印模、模型、制作蜡型、包、造或装盒、热处理等多项序，费工费时，生产效率低，而且涉及多种流程材料，材料的变形、膨胀或收缩，技师的操作水平及责任心都会影响修复体的精度。传统方法不仅需要庞杂的车间与众多设备、工具，而且技师的劳动强度大，易造成环境污染。近两年快速成型技术在义齿制造领域得到了快速发展，特别是金属粉末激光成型技术和模型打印技术已日趋成熟并开始大范围的推广应用。随着技术的日益完善，口腔修复体加工将有一个根本性的变革。

三、口腔数字化修复应用与材料

目前用于口腔修复的 CAD/CAM 系统主要用于加工固定修复体，可制作嵌体、高嵌体贴面、全冠、基底冠烤瓷桥的桥体支架杆卡、种植体的上部结构及个性化基台等。活动义齿也可做可摘局部义齿支架、全口义齿。辅助治疗装置如𬌗垫、导板、无托槽隐形矫治器等。加工的材料涵盖了各种主流口腔科金属（钴铬金属、纯钛）、陶瓷（玻璃陶瓷）及复合树脂，一些传统制作工艺难以加工或是无法加工的材料（如氧化锆陶瓷）。

（一）CAD/CAM 在口腔修复中的应用

1. CAD/CAM 瓷贴面

瓷贴面具有良好的美学性能和生物相容性，且能最大程度保存牙体组织，可达到以最小损伤获得最大程度美容的效果。

2. CAD/CAM 嵌体和高嵌体

相比于传统的嵌体和高嵌体的工艺，CAD/CAM 系统以其高效、能显著减少患者就诊次数等优点在临床上得到了广泛的应用。

3. CAD/CAM 全冠和固定桥

CAD/CAM 制作的全瓷修复体边缘密合性与传统的制作方法相比可缩小 50μm，全瓷修复体的边缘密合性一直是临床医师关注的重点。

4. CAD/CAM 可摘局部义齿

相比于 CAD/CAM 全冠、固定桥、贴面等在临床的应用，目前在可摘局部义齿方面，国内尚无成熟的 CAD/CAM 系统。通过将国内自主开发的可摘局部义齿支架三维设计软件与选择性激光熔融（selective laser melting，SLM）制造设备相结合，直接制造出可摘局部义齿的成形金属支架。

5. CAD/CAM 全口义齿

目前，国内外对于 CAD/CAM 系统在全口义齿方面的应用数据库组成的全口义齿计算机辅助设计软硬件系统，实现了全口义齿的计算机辅助设计与三维显示，为全口义齿 CAD/CAM 系统的开发奠定了基础。全口义齿人工牙三维图形数据库和快速成形技术构建了一套全口义齿数字化定制设计平台和全口义齿数字化定制制作路线，进一步推动了全口义齿 CAD/CAM 系统在国内的发展。应用 CAD/CAM 技术形成树脂基托，将人工牙用树脂粘接剂固定在树脂基托上完成全口义齿的制作，这为 CAD/CAM 系统在全口义齿方面的应用提供了更大的可能。

（二）CAD/CAM 在口腔修复的材料

1. 长石类可切削陶瓷

长石质陶瓷为一种硼硅长石质玻璃，玻璃中含有分散的结晶成分，可分为天然长石瓷和合成长石瓷。

合成长石瓷指含有合成晶体的陶瓷，具有良好的切削性能和色彩效应，在上釉后也可提高其强度。

2. 切削玻璃陶瓷

玻璃陶瓷由组成适宜的玻璃经受控晶化制备而成的一种由微晶体和玻璃相组成的硅酸盐材料，其中，二硅酸锂晶体的加入有效阻止了微裂纹的扩展，提高了材料的强度和切削性能。

3. 切削氧化铝陶瓷

Procera AllCeram 技术采用高纯度的氧化铝粉末，以极高的压力将氧化铝细粉压在机制代型上，巨大的压力使材料具有高堆积密度，以此成型形成胚体。

4. 切削氧化锆陶瓷

氧化锆陶瓷是指以 ZrO_2 为主要成分的生物惰性陶瓷材料，因具有高强度和高断裂韧性成为可切削陶瓷应用的重点。

5. 切削玻璃渗透陶瓷

尖晶石具有良好的半透明性，但其强度不足，仅适用于前牙冠的修复。

6. 切削复合树脂材料

复合树脂是一种颗粒增强型聚合物复合材料，是由有机树脂与无机填料组成的非均相混合而成。可用于椅旁的可切削复合树脂材料，也可制作六单位以内临时冠桥。

7. 切削金属材料

钛及钛合金因具有良好的生物相容性和较轻的比重等优点，作为 CAD/CAM 技术的金属材料。

8. 切削模型蜡

切削模型蜡是一类含有 EVA 塑料的基托蜡或铸造蜡。EVA 塑料蜡是乙烯与醋酸乙烯的共聚物。硬度高，可铸造。

随着国内外 CAD/CAM 系统的不断完善和可切削材料的不断发展，CAD/CAM 技术因具有高效率、高精确性、显著减少患者就诊次数等诸多优点，将成为今后临床医师进行口腔修复的首选技术。

第二节　计算机辅助设计

计算机辅助设计（CAD）由数字化取模设备（扫描仪）和数字化修复体设计软件组成。

一、计算机扫描技术

口腔数字化扫描设备，也称口腔三维扫描设备，作为数字化工艺流程的数据输入环节，其原理是借助各种三维扫描技术，将牙颌石膏模型、印模、口内牙列及上下颌𬌗位、颜面部形态和颅颌面骨骼及软组织信息等，转换成计算机中三维可视化的数字模型。这种三维数字模型是后续义齿设计的数据基础，可在专用的数字化CAD软件中实现三维观察和编辑，通常是一种开放格式的三角网格模型，常见格式为STL。常用的三维扫描技术根据其技术原理可分为：接触式扫描技术、光学扫描技术和影像学扫描技术等。

扫码"学一学"

（一）扫描技术原理分类

1. 接触式扫描技术

接触式扫描技术的原理是将测量探头（传感器）与被测物体表面接触，感应探头反馈接触点位置信息，获得被测物体接触点的三维坐标值，通过探头遍历被测物体表面获得其几何形状信息。

接触式扫描的优点是：数据获取的可靠性和准确性较好，数据的细节表现力较好。缺点是：测头需遍历模型表面，扫描速度不高；只能扫描硬质的模型表面；测头尺寸大多为球形或针形，对复杂表面形态的测量会有盲区。因此，接触式扫描技术适用于形态相对简单的1～3单位冠桥预备体代型扫描。

2. 激光扫描（点、线）技术

光源投射到物体表面的光束形成一点状光斑时，称为点光扫描；投射光束形成带状光束（也称光刀）时，称为线光扫描。两者均基于三角测量原理。点（线）光扫描的过程为：点或线状光束投射到被测物体表面，其反射光斑或光带被CCD拍摄获得高度信息，伴随光源或被测物体的移动与转动，光点或光线遍历物体表面，即可获得遍历表面的三维形态数据。根据扫描仪机械部件运动轴的自由度，可分为三轴、四轴和五轴等扫描设备，自由度越多可实现的扫描轨迹越复杂，扫描盲区也就越小。点光扫描技术噪点少、精度高，但由于扫描效率较低，口腔应用相对较少。线光扫描技术兼顾了扫描精度和扫描效率的优点，光源大多采用蓝色激光（LED光），在口腔技工扫描设备中应用较多。

3. 结构光（光栅）扫描技术

面光扫描技术包括光栅扫描技术和双目视觉技术，同样也基于三角测量原理。其中，光栅扫描技术在口腔技工扫描设备中应用较多，光源常采用白光和蓝光。光栅扫描的过程为：由光栅组件形成的物理光栅或是由计算机编程生成的数字光栅，投照被测物体表面形成明暗相间的变形条纹，CCD拍摄一系列变形条光栅扫描技术在大范围扫描时速度较快，数据点密度较高，可根据用户的需要自定义角度扫描（灵活性较好），因此扫描盲区相对较少，但其多角度扫描拼接产生的数据噪点问题仍有待改善，该技术典型的商业化产品较多。

（二）扫描操作步骤

1. 采集数据

使用模型扫描仪或者口内取像设备获取三维扫描数据。口腔科扫描仪种类繁多，虽然硬件结构各有不同，但各品牌扫描仪使用的扫描工艺大体上有两种：3Shape扫描软件和Exocad扫描软件。因此，口腔技师需掌握这两种扫描软件的基本操作。本节将通过常用的典型案例，介绍扫描软件的工艺流程。

（1）启动软件　打开扫描软件，连接扫描仪。

（2）创建设计订单信息

①管理信息　图11-1所示为软件的订单界面，主要订单设置项介绍如下。

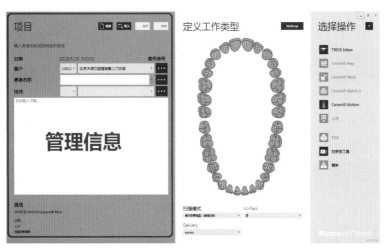

图11-1　管理信息

技工室信息包括：操作者（技师姓名）、客户信息（包括医院或诊所名称、医师姓名、订单日期等）。

患者信息包括：患者姓名和临床照片，其中临床照片可用于前牙美学设计，增加义齿与面部的协调性。

②扫描模式信息　扫描设置包括：扫描模式（印模或模型，此处选择石膏模型Artex CR全可调𬭁架方式，选择后可在设计界面启动数字𬭁架功能）、有无邻牙和对颌模型、参考模型或旧义齿（默认为无，根据实际情况进行选择），见图11-2。

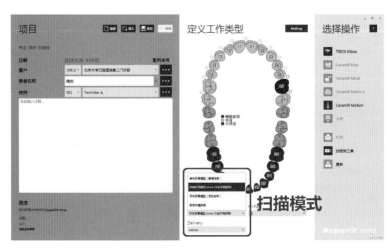

图11-2　扫描模式信息

③订单详细信息 订单信息是最为重要的部分，采用牙位图的方式进行技工单的编辑。操作步骤为：根据实际患者模型选择相应的预备体牙位，在左侧的竖排图标中选择修复体种类（根据软件版本的不同，可包括基底冠、全解剖冠、嵌体、桩核、桥体、连接体、双套冠、种植体基台、支架等），如图11-3所示，在右侧"材料"内选择修复体材料（如氧化锆、钴铬、纯钛、蜡、玻璃陶瓷等）。

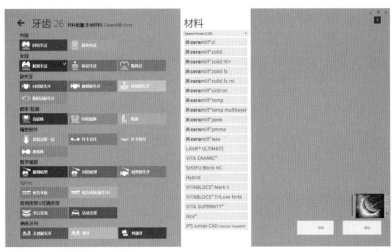

图11-3 修复体种类及修复体

2.扫描操作步骤

以上颌解剖为例，扫描的基本流程为：上颌模型 —→ 下颌模型—→ 上、下颌模型的咬合关系。

（1）模型扫描 将装有𬌗架配重板的模型放入扫描仓，并选择正确高度的垫块。模型必须以这种方式与垫块一起定位，控制到扫描焦点范围内。在扫描仪中，扫描焦点与斜轴水平。为了准确定位，建议使用提供的测量模板（图11-4）。

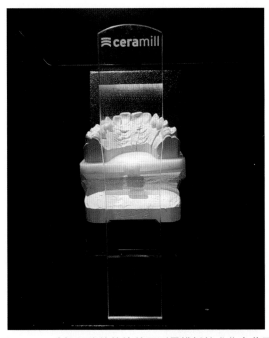

图11-4 选择正确的垫块并用测量模板校准焦点范围

（2）扫描上颌模型　将工作模型稳定的固定在接口板上，放入扫描仓，点击扫描。此阶段完成的扫描式全牙弓形态的2D扫描（图 11-5），选择并调整牙弓曲线，标记邻牙以及工作代型位置。按照提示，单独分离扫描代型上的工作代型和邻牙（图 11-6）并完成扫描匹配（图 11-7）。需注意每个代型必须与底座完全复位（图 11-8）。

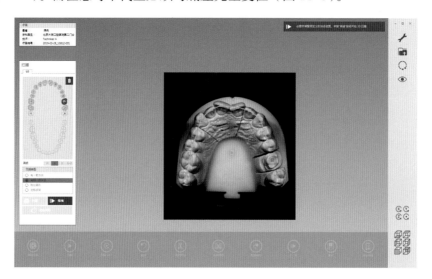

图 11-5　描绘牙弓曲线

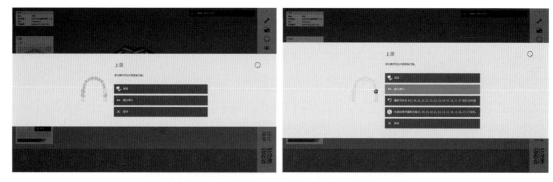

图 11-6　单独分离扫描代型上的工作代型和邻牙

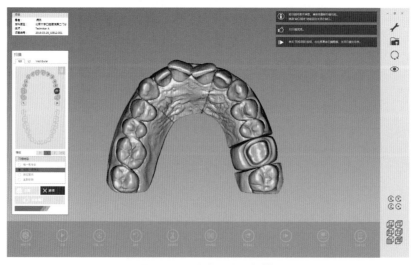

图 11-7　完成工作侧扫描

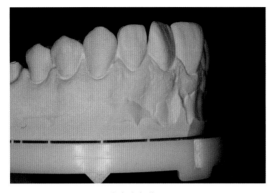
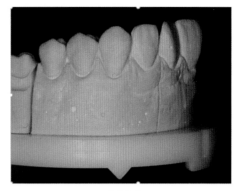

未完全复位　　　　　　　　　　　　　　　完全复位

图 11-8　代型与底座复位

（3）扫描对颌模型　根据软件提示，将对颌模型稳定地固定到接口板，放入工作仓。点击扫描后，对对颌牙位的相应区域进行精细扫描（图 11-9），最后获得清晰的对颌模型。

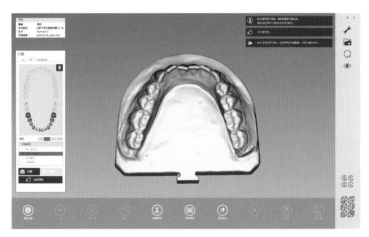

图 11-9　完成对颌扫描

（4）扫描上下颌模型咬合关系　将上下颌模型固定在𬌗架转移台中，固定好后将𬌗架转移台放入扫描仓进行扫描（图 11-10）。这一步可使扫描到的咬合关系与𬌗架系统保持一致（图 11-11），进行设计部分时可以使用数字𬌗架功能。

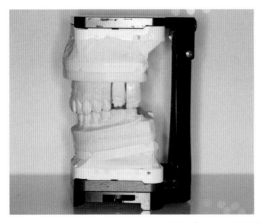
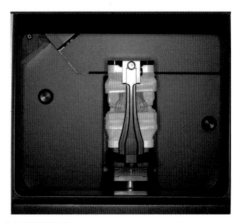

图 11-10　𬌗架转移台扫描仓固定

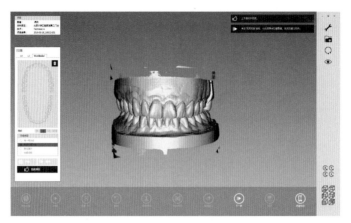

图 11-11 咬合扫描

（5）修剪模型　选择工具标记处扫描图像多余的部分。原则上是修剪边缘部分，保留上下颌模型边缘下 1cm 即可。目的是使模型操作直观化且提高电脑的运算速度。点击"下一步"，模型修剪结束后，会弹出下一个对话框（图 11-12）。下一个图像将显示整个模型的情况。

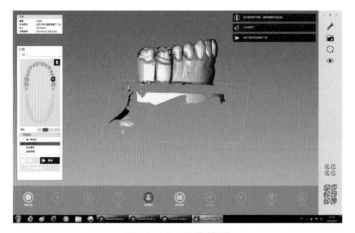

图 11-12 修剪模型

（6）扫描完成。

二、计算机辅助设计

完成口腔数字印模的获取后，即可进行义齿的数字化设计，目前口腔 CAD/CAM 系统已可以完成固定义齿、种植义齿、活动义齿的常规修复设计，一些复杂的修复如全口义齿、赝复体的数字化设计功能等还有待进一步补充完善。下面将详细介绍主流义齿 CAD 软件中基底冠桥、解剖固定桥、种植个性化基台的 CAD 工艺流程。

（一）解剖全冠设计步骤

解剖全冠是在计算机辅助设计软件中，底部和咬合部用同一种材质加工完成的一体冠。可以是金属的，如钴铬合金纯钛等；可以是陶瓷的，如二氧化锆或者玻璃陶瓷等；也可以是树脂的。设计方法一样，只是其中个别数据有所不同，下面以单冠修复为例，介绍设计软件的解剖冠设计工艺流程，以26为基牙，解剖全冠订单设置如下：26牙位选择"解剖全冠"，根据医师提供的设计单选择修复材料（图 11-13）。

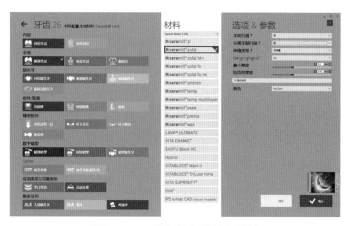

图 11-13　选择修复设计和材料

1. 设置订单

设置订单，完成工作模型和对颌模型的扫描，如采用外部第三方扫描数据，可先根据技工单信息建立订单，选择"导入扫描数据"，按照软件提示的顺序分别选择工作模型和对颌模型扫描数据，完成第三方数据的导入，一般情况下，可支持导入的第三方数据格式为 STL 格式。

2. 确定边缘线

颈缘线的准确性关系到最终修复体的就位和密合程度。软件会自动生成推荐的颈缘线（图 11-14），但由于推荐的颈缘线形态并不十分准确，大多需要手动精细修整（图 11-15）。

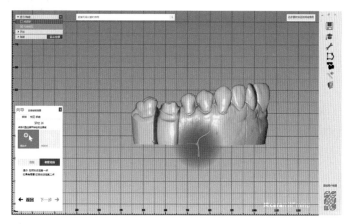

图 11-14　自动调整颈缘线

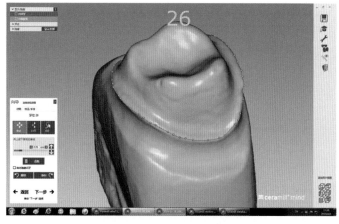

图 11-15　手动调整颈缘线

3. 确定共同就位道

进入设计界面，软件会根据边缘线自动生成就位道方向。并自动计算和显示出倒凹区域（图11-16）。一般情况下，此就位道是软件计算出的倒凹面积最小的方向。如果生成的就位道方向不佳也可手动调整方向或根据视角方向自定义设置就位道。判定就位道是否合适，可沿设定好的就位道方向从预备体𬌗面向颈部观察，应能看到所有绿色边缘线。

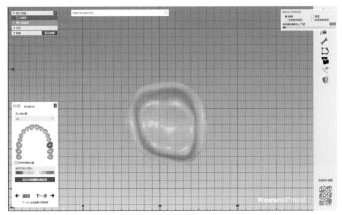

图11-16 设置就位道

4. 确定间隙剂厚度

在软件中选择合适的间隙剂，这与传统工艺技术涂布间隙剂的目的一样，均为义齿和预备体之间的粘接剂提供空隙，决定着冠的松紧度。一般根据所需的加工材料、预备体的条件及加工方式选择相应的参数（图11-17），各主要参数意义如下。

（1）粘接剂间隙 冠边缘区域预留的间隙剂空间，调整此数值会影响冠就位的松紧度。

（2）额外粘接剂间隙 冠内部除边缘区域外，整体预留的间隙剂空间，一般厚于边缘区域，调整此数值会影响冠整体的松紧度。

（3）到边缘线的距离 对应于粘接剂间隙设定值所影响的冠边缘区域宽度，一般设为1～2mm。

（4）平滑距离 冠边缘区域过渡到内部区域的距离，即由粘接剂间隙平滑过渡到额外粘接剂间隙的渐变区域范围。

对于较尖锐的前牙（如下颌前牙），可适当增大间隙剂厚度；如对于龈𬌗径短、聚合角度小的基牙，可适当调小间隙剂厚度，确保制作的修复体密合就位。

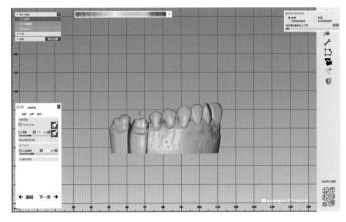

图11-17 间隙剂设置

5. 牙冠排列

完成上述步骤后，软件会自动生成推荐的修复体形态，此时可根据患者的年龄、性别、同名牙形态、邻牙形态在软件预装的牙冠形态数据库中选择适合患者的牙冠形态（图11-18）。

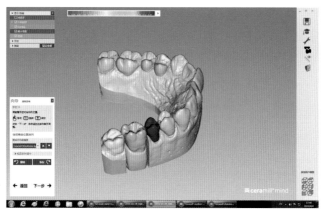

图 11-18　牙冠排列

牙冠调入后，点击下一步按钮，软件自动进行标准牙冠边缘与预备体颈缘线的连接融合。执行后，修复体边缘与代型边缘保持一致性（图11-19）。

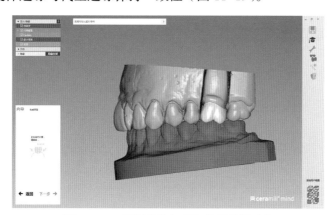

图 11-19　牙冠边缘与预备体颈缘线融合

6. 确定匹配咬合关系

使用𬌗架转移台进行扫描后，进行设计部分时可以使用虚拟𬌗架功能。根据医师给出的𬌗架参数，使用虚拟𬌗架功能完整还原同一系统实体𬌗架（图11-20）。

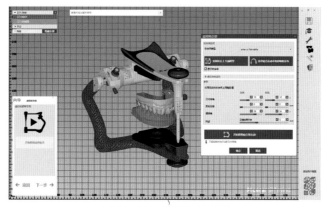

图 11-20　虚拟𬌗架功能

7. 调整修复体形态

利用软件工具调整正确修复体形态（图 11-21）。

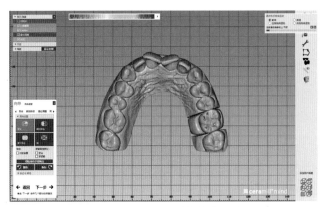

图 11-21　调整正确修复体形态

8. 调整修复体咬合

将医师提供的个性化数值转移到已有的数字化𬌗架上，如医师没有提供个性化的数值，可以将𬌗架设置为均值（前伸髁导 30°，侧方髁导 15°），进行前伸、侧方、后退等一切功能运动，若运动过程中有干扰，将在相应的咬合区以红色显示出来（图 11-22）。

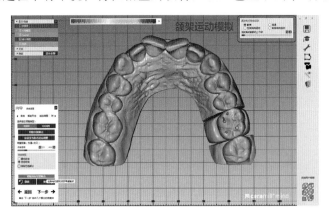

图 11-22　𬌗架运动模拟

9. 完成设计

连接体设计完成后，软件最后一步是将前序步骤设计的所有组件融为一体，完成解剖固定（图 11-23，图 11-24）。

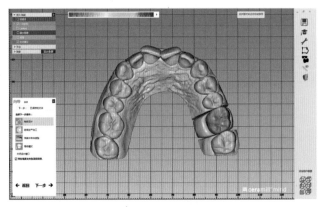

图 11-23　修复体𬌗面观

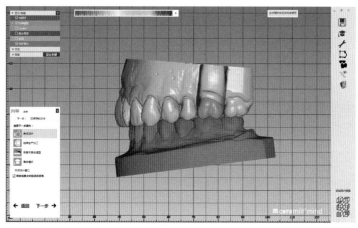

图 11-24 修复体咬合及颊侧观

（二）桥体设计操作步骤

1. 确定边缘线

在计算机设计软件中点击预备体颈缘位置，软件可自动识别吸附颈缘线。通过手动调节可获得准确的颈缘线，以保证良好的密合效果（图 11-25)。

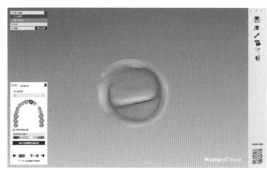

左上1　　　　　　　　　　　　左上3

图 11-25 确定就位道

2. 确定就位道

计算机自动生成的就位道不佳时，往往需要手动调整，若前后都有基牙时，需照顾前牙的美观性（图 11-26）。

3. 确定间隙涂料

厚度可比单冠稍厚，其余同单冠（图 11-27）。

4. 重塑修复体

软件中有庞大的形态数据库，可以创建美观的修复体，调整出适合牙弓的形态（图 11-28）。技师通过丰富的雕刻工具包调整出正确的修复体形态、咬合。在保证满足修复体材料强度厚度的情况下回切出一定厚度的饰瓷空间（图 11-29、图 11-30）。

5. 根据固定修复体连接体的设计原则，调整连接体的形态、横截面积和位置（图 11-31）。

（1）强度要求　连接体的尺寸与强度的关系如下。

厚度（牙长轴）：桥体承受负荷时，最重要的因素是连接体的厚度。

宽度（唇颊舌径）：桥体的强度与连接体的宽度成正比。

长度：桥连接体的强度与长度成反比。长度越长，桥的弯曲度越低。

（2）连接体的截面形态 在综合考虑强度、自洁性及美观性时的设计为：前牙区截面应呈圆三角形，后牙区截面应呈圆长方形。

前牙：连接区的截面面积至少为 2mm×2mm(颊舌径 × 龈𬌗径)

后牙：连接区的截面面积至少为 3mm×3mm。

6. 合并修复体后完成设计

见图 11-32。

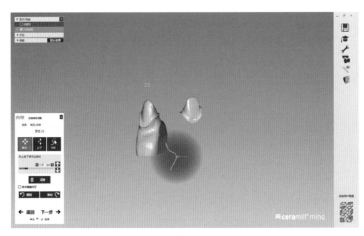

图 11-26　识别、手动调整边缘线

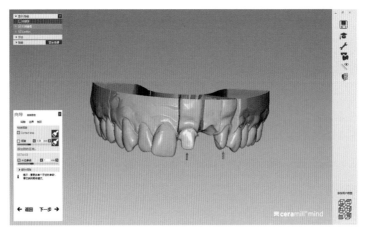

图 11-27　调整间隙剂

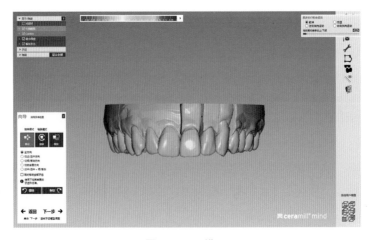

图 11-28　排牙

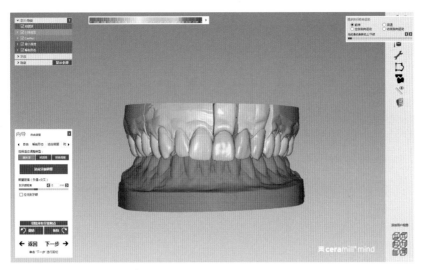

图 11-29　用工具调整外形后适应牙龈调整

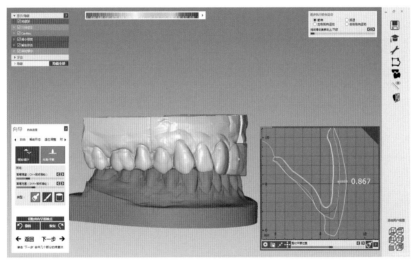

图 11-30　回切饰瓷空间

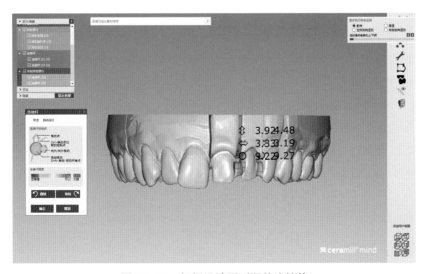

图 11-31　根据设计原则调整连接体

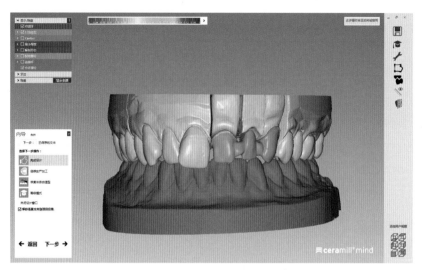

图 11-32　完成修复体设计

口内扫描设备

传统口外采集方式仍然需要进行传统的印模制取、翻制石膏模型等。口内扫描方式是扫描设备伸入患者的口内直接对牙体和相关软硬组织进行扫描测量，实时获取数字化印模。与口外方式相比，其优势显而易见。不但省却了大量繁琐的传统步骤，降低了材料和人工的消耗，更重要的是，它将口腔修复数字化诊疗推向了一个更高的水平，做到了真正意义上的无模化、数字化。

（三）种植个性化基台设计

随着前牙美学区种植修复的不断增多，菲薄的牙龈组织透出钛金属颜色的问题凸显，全瓷修复体的大量使用，需要基台减少对修复体自然透明度和仿真度的影响，个性化基台可以灵活修正种植体角度偏差，正确定位修复体的边缘位置，并获得理想的穿龈轮廓，因此，全瓷基台特别是氧化锆基台的临床需求越来越多。目前氧化锆基台是清洁性能最好的基台，维持黏膜封闭的能力优于钛基台，特别适合应用于前牙美学病例、薄龈生物型患者和口腔卫生差的患者。目前大多使用钛 base + 氧化锆基台方式来制作全瓷基台。

CAD/CAM氧化锆基台的制作步骤：病例22缺失，进行了种植体植入。软件订单设置如下：22牙位设置为种植基台，根据医师提供的设计钛base+氧化锆基台结构组成选择材料。

1. 建单

修复类型根据实际情况，种植类型选择个性化基台，分离牙龈扫描选择"是"，保存订单（图 11-33，图 11-34）。

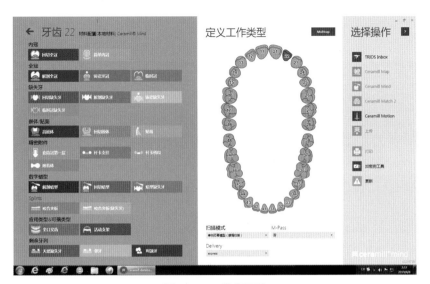

图 11-33　修复牙位

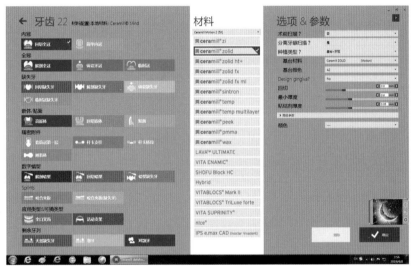

图 11-34　修复类型

2. 进入扫描

（1）放入带牙龈的模型进行扫描（图 11-35，图 11-36）。

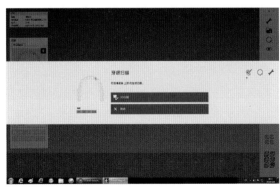

图 11-35　牙龈扫描

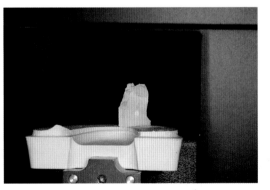

图 11-36　放入牙龈模型

（2）取下带牙龈的模型，放入带扫描杆的模型扫描（图11-37，图11-38）。

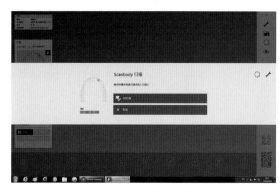

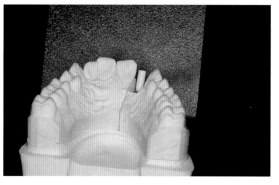

图11-37　扫描杆扫描　　　　　　　　　　　图11-38　放入扫描杆模型

（3）取下带扫描杆的模型，放入下颌模型扫描（图11-39，图11-40）。

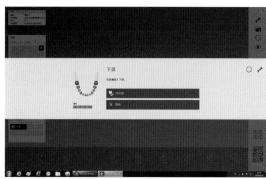

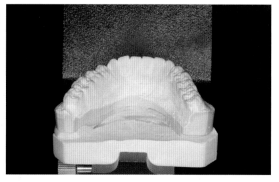

图11-39　下颌扫描　　　　　　　　　　　　图11-40　放入下颌模型

（4）取下下颌模型，放入咬合模型扫描（图11-41，图11-42）。

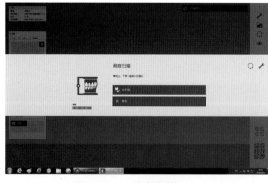

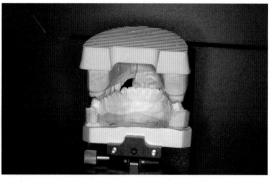

图11-41　咬合扫描　　　　　　　　　　　　图11-42　放入咬合模型

（5）匹配模型，修剪模型，扫描完成（图11-43）。

3. 进入设计

（1）适配扫描杆　根据种植体型号选择扫描杆类型，选择扫描杆尺寸，在扫描杆上点上一点，选择最佳适合匹配即可（图11-44，图11-45）。

172

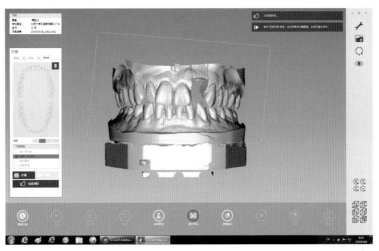

图 11-43　匹配完成扫描

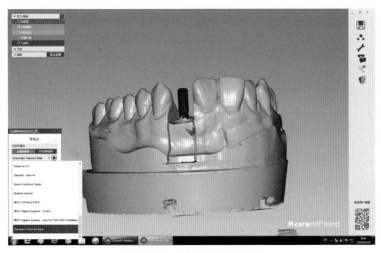

图 11-44　选择扫描杆数据

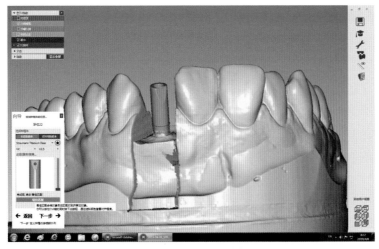

图 11-45　匹配扫描杆

（2）定义牙龈边缘线　龈边缘点四点自动生成，龈上肩台/龈下肩台（图11-46）。

（3）预设牙冠位置（图11-47），同冠桥操作：预设修复的效果可以帮助后续确定基台的倾角，判断瓷预留空间。

（4）调整基台底部与牙龈的贴合度，颜色区分贴合情况，黄色表示紧密接触，蓝色表示有间隙空间，可手动蜡刀雕刻（图11-48）。

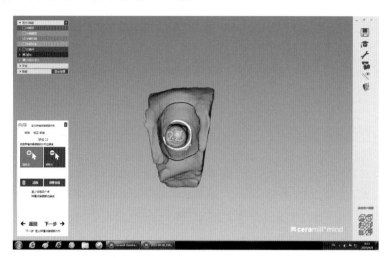

图 11-46　绘制牙龈边缘线

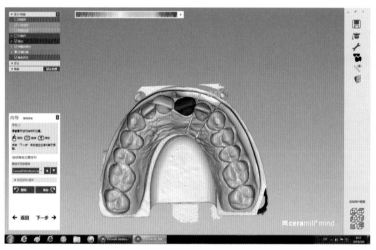

图 11-47　牙冠位置摆放

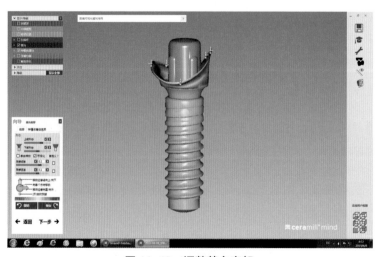

图 11-48　调整基台底部

（5）全冠形态调整（图11-49），同冠桥雕刻。

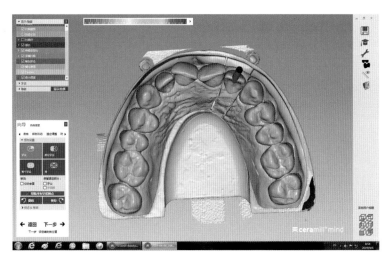

图11-49 形态调整

（6）调整到对颌牙及邻牙的情况（图11-50），同冠桥操作。

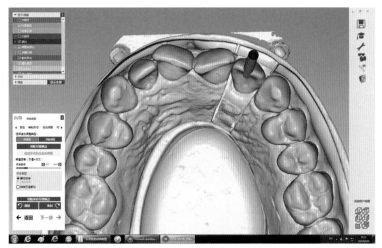

图11-50 邻接和咬合调整

（7）设计生成个性化基台的方向（图11-51），同冠桥就位道设置。

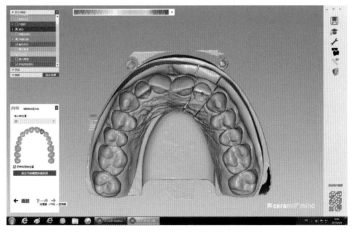

图11-51 基台的方向

（8）个性化基台上部结构设计：调整生成基台的聚合角度、生成修复冠与基台的间隙、肩台的宽度、基台的大致形态（预留的全冠空间，可以crtl+鼠标左键添加控制点调整），见图11-52。

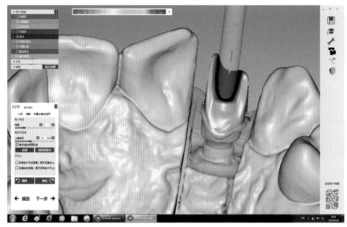

图 11-52　基台上部结构设计

（9）个性化基台形态修整（图11-53），同冠桥雕刻：通过软件的工具对基台进行光滑调整。

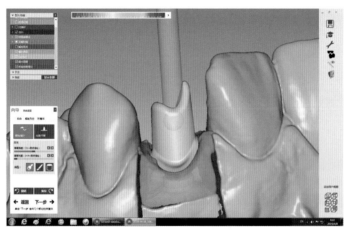

图 11-53　基台形态修整

（10）选择完成设计，即完成个性化基台设计（图11-54）。

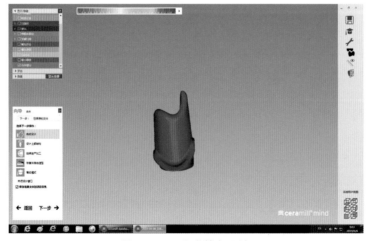

图 11-54　完成基台设计

第三节　计算机辅助制作

计算机辅助制作技术按原理分为计算机切削技术（减法加工技术）和三维打印技术（加法加工技术），和传统加工工艺相比，生产效率高、生成周期短。

计算机切削技术由排版软件和数控加工设备两部分组成。排版软件用于对数字化设计的修复体进行排版。数控加工设备用于对排版后的修复体进行加工成型。

下面以 3 个单位固位桥加工为例，介绍技工室数控加工的工艺流程。

一、排版软件

1. 导入模型数据

CAD 软件设计的修复体有很多种数据格式，ceramill Match 软件支持导入的数据类型为 STL（图 11-55）。

扫码"学一学"

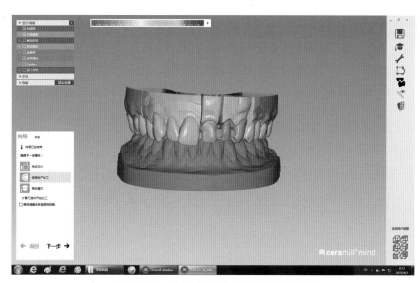

图 11-55　在排版软件中导入 STL 数据

2. 选择正确的加工材料

根据被加工修复体的形状、颜色、通透度选择合适的加工材料。针对本例 3 个单位固位桥的要求，选择圆形 14mm 厚的氧化锆锆块（图 11-56）。修复体在锆块中的位置，必须确保锆块的高度大于修复体的高度，否则无法正常加工。修复体距离锆块上、下表面和边界的最佳距离为 1mm（图 11-57）。

3. 修复体位置的调整摆放

软件的 3D 调整功能可以对修复体的位置进行排列和摆放，将导入后出现倾斜的修复体摆放平整（图 11-58，图 11-59）。多个修复体同时调入时，可以手动排列其在锆块上的位置。在摆放时要考虑修复体的支撑是否足够、保证加工的质量和是否节约材料。

177

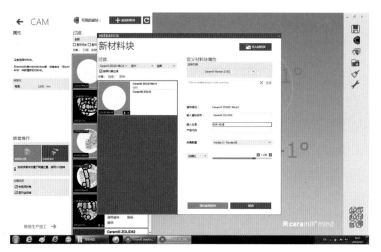

图 11-56　选择氧化锆锆块

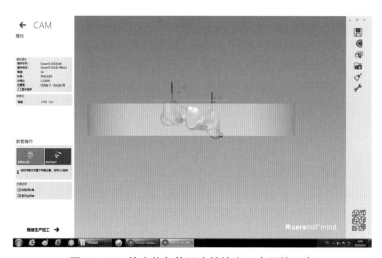

图 11-57　检查修复体距离锆块上下表面的距离

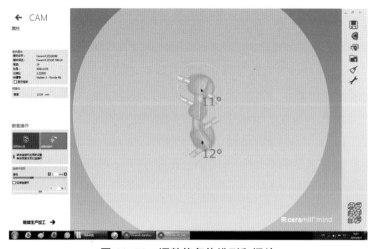

图 11-58　调整修复体排列和摆放

4. 修复体边缘线识别

边缘线是排版软件识别修复体每个面分界的标志线，边缘线的识别确保了修复体边缘与基牙密合。因此，边缘线的识别是重要的一步（图 11-60）。

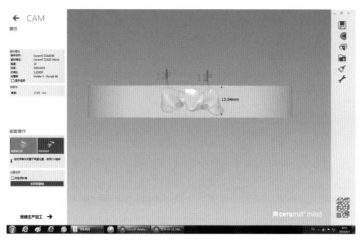

图 11-59　调整修复体的位置

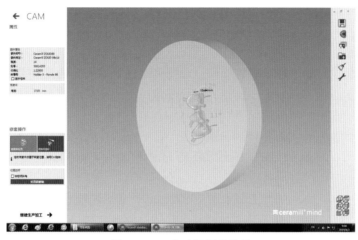

图 11-60　自动识别边缘线

5. 连接柱的设置和调整

连接柱是将修复体与锆块连接固定在一起，保证修复体在切削过程中不会发生掉落和变形。添加连接柱时应注意位置和直径的设置。自动添加连接柱的功能最为常用（图 11-61），软件会基于自身设定，自动给修复体添加连接柱，但其位置还需要手工调整（图 11-62）。

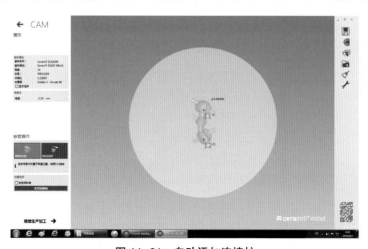

图 11-61　自动添加连接柱

179

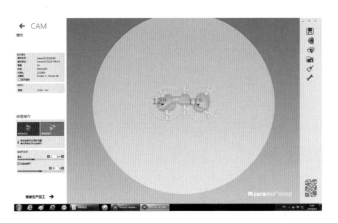

图 11-62　手动调整连接柱位置

手动添加调整连接柱时应注意以下几点。

（1）连接柱不能太细，最小直径不应小于1mm，否则起不到固位作用。

（2）修复体上有金属边的位置不能放置连接柱，否则金属边与连接柱之间的部分因刀具无法进入而无法加工。

（3）全冠近远中位置不能放置连接柱，以保证近远中与邻牙的接触关系。

（4）修复体组织面不能放置连接柱，以保证组织面与基牙的密合性。

（5）连接柱应与修复体的轴面垂直。

6. 切削方式的选择与刀具路径的计算

选择适合修复体的加工方式（图11-63）。确定加工方式后，运行模拟刀具路径，在计算机中虚拟完整的刀具切削过程计算（图11-64）。

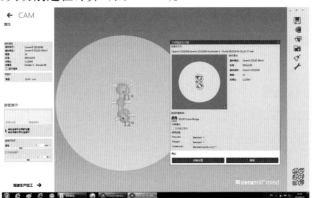

图 11-63　选择合适的加工方式

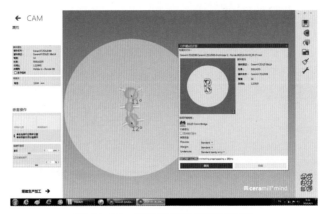

图 11-64　自动进行刀具路径计算

7. 形成程序代码

软件自动计算数控机床所需的刀具运动轨迹和切削量以及修复体轮廓的位置坐标，将所需加工的修复体转换成机床所能识别的程序代码（图 11-65）。

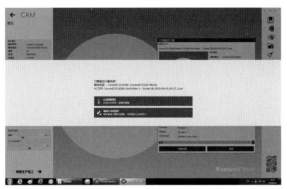

图 11-65 生成机床程序代码

二、切削加工

1. 数控机床

数控机床是对修复体切削加工的设备，目前市场上机床的种类和规格很多，按照机床的加工能力分为大型切削机床和小型切削机床。

2. 夹具

夹具是机床为专用材料配套的夹持工具，在加工过程中固定加工材料，使其保持稳定不动（图 11-66）。材料一般需要通过螺丝固定于机床夹具上，夹具与机床的某一运动轴连接，完成材料的装载。

3. 刀具

刀具为切削工具，常用的刀具主要是铣刀（图 11-67）。根据加工工艺的要求，修复体加工的不同阶段，需要不同直径和形状的刀具执行切削任务。

如粗加工时需要大量去除坯料，此时需要大直径铣刀完成以提高效率；精加工时主要完成修复体表面形态的精细雕刻，需要小直径锥形铣刀完成。一个完整的切削过程需要多次更换刀具，因此数控机床一般配套有刀库或刀座，储备多把不同型号的备选刀具，以便加工过程中在程序控制下自动更换，提高加工效率。

此外，刀具有一定的寿命，切削一定数量的修复体后，刀具的磨损会加重，影响切削效率和质量，需要及时更换刀具以保证加工质量。

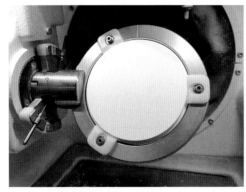

图 11-66 夹具

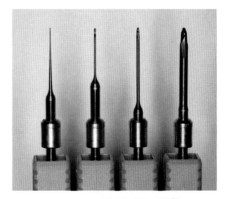

图 11-67 刀具

4.加工

材料夹持到位，刀具安放完成，程序代码导入机床后，便可开始对修复体进行切削加工，将饼形材料上，将修复体形态以外的多余材料切除。

三、染色结晶

加工好的氧化锆修复体要进行染色结晶。

1.步骤

（1）将加工好的修复体用毛刷将表面以及内部的粉尘清理干净。

（2）根据颜色要求选择好所需的染色液类别，轻轻摇匀。

（3）根据修复体大小选择大小合适的染色容器，并保证其清洁干净。

将选好的染色液倒入容器中，根据修复体的大小、数量确定染色液的用量，要求液体全部淹没修复体（注意：用过的染色液禁止倒回原来的染色瓶中）。

（4）解剖形态全冠先用吸收率改良剂涂刷 3 遍，再用镊子将修复体放入染色液中浸泡，建议 1min，用微波炉解冻档干燥 5min。

（5）最后用结晶炉经高温（1400℃ ~ 1500℃）烧结。

2.染色方式

染色方式包括浸泡法和涂刷法两种。

（1）浸泡法

①将牙冠放入染色液内浸泡 1min。

②用塑料镊子取出牙冠，并擦干冠内外染色液。

③用红外干燥灯烘干。

注意：牙冠的薄厚和浸泡时间的长短对牙冠颜色的深浅有很大的影响。牙冠厚度大于 3mm，建议用浅一号色浸泡。染色液需单独放置储存，建议冷藏，冷藏染色液使用时需提前半小时从冰箱取出。多颗牙冠一同浸泡时注意冠与冠之间不可叠加放置，且在浸泡过程中轻微移动牙冠位置，使冠之间接触位置改变，以便染色液更好的渗入。

（2）涂刷法

氧化锆全冠

①窝沟使用 4 ~ 6 号烤瓷笔涂刷染色液 1 ~ 2 遍（图 11-68）。

②𬌗面整体使用 4 ~ 6 号烤瓷笔涂刷染色液 2 ~ 3 遍（图 11-69）。

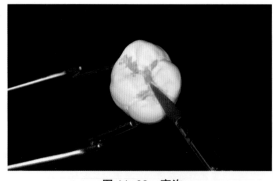 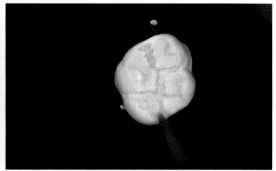

图 11-68 窝沟　　　　　　　　　　　图 11-69 𬌗面

③冠内整体使用 4 ~ 6 号烤瓷笔涂刷染色液 2 ~ 3 遍（图 11-70）。

④各轴面整体涂刷：使用 4 ~ 6 号烤瓷笔涂刷染色液 1 ~ 2 遍（图 11-71）。

⑤颈 1/3 使用 4～6 号烤瓷笔涂刷染色液 1～2 遍（图 11-72）。

⑥中 1/3 和切 1/3 使用 4～6 号烤瓷笔涂刷染色液 1～2 遍（图 11-73、图 11-74）。

注意：涂刷用的染色液需取出放置于调色盘内使用，未使用完的染色液不可收回。毛刷在使用前建议先进行清洗，以防上次使用后未清洗。同一毛刷蘸取不同颜色的染色液前需进行清洗。涂刷法染色液渗入牙冠深度较浅，所以用涂刷法染色牙冠需要注意牙冠形态设计要准确，烧结后尽量少修整，以防形态调整好后，牙冠颜色变浅。

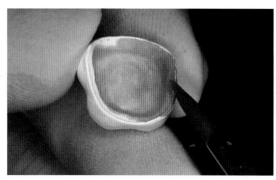

图 11-70　冠内

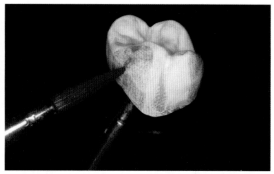

图 11-71　轴面

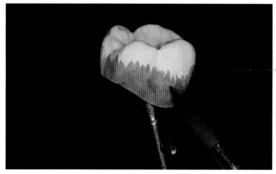

图 11-72　颈 1/3

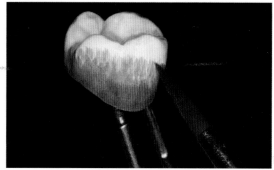

图 11-73　中 1/3

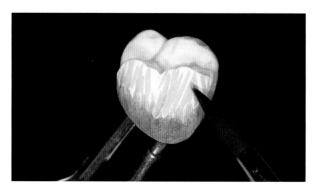

图 11-74　切 1/3

氧化锆桥

①修复体切削完成后，去除连接柱，进行适当的调磨修改（图 11-75）。

②先从修复体颈 1/3 开始涂刷染色液（图 11-76）。

③然后涂刷染色液至中 1/3 处，在涂刷时保持相同的涂刷手法（图 11-77）。

④最后涂刷染色液至切 1/3（图 11-78）。

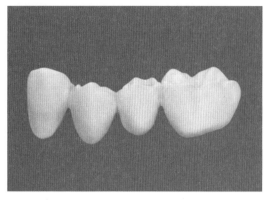

图 11-75 调磨修改完成

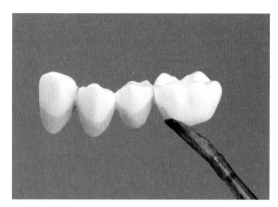

图 11-76 颈 13

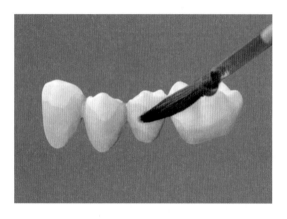

图 11-77 中 13

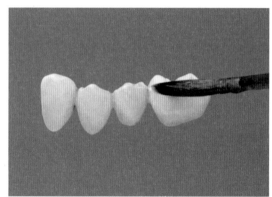

图 11-78 切 13

⑤防止结晶后修复体边缘出现一条白线，建议在修复体的组织面和冠内颈部 1mm 处涂刷染色液（图 11-79）。

⑥使用个性染色液：蓝色和灰色染色液用于切端区域和有蓝灰色效果的边缘嵴区域。蓝色染色液可使涂刷区域变的清透，灰色染色液可使涂刷区域变暗变灰。饱和度增强剂 A-D 涂刷在窝沟和颈部区域，可使该区域颜色加深（图 11-80）。

⑦染色完成后，修复体需在红外灯下干燥后再进行结晶，结晶后的修复体可用外染色剂进行最终修饰，最后上釉烧结完成制作（图 11-81）。

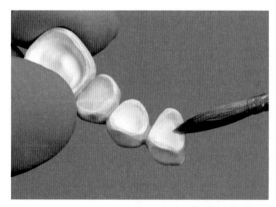

图 11-79 组织面和冠内颈部

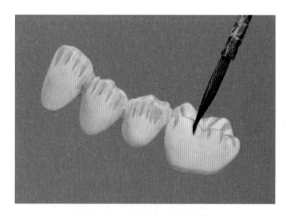

图 11-80 使用个性染色液

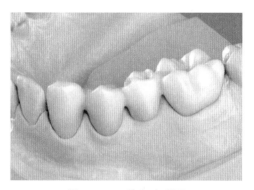

图 11-81 染色完成图

 知识链接

氧化锆陶瓷染色方法

氧化锆陶瓷的染色方法有浸泡染色法和预成染色法。染色方法对氧化锆陶瓷的半透明性、色彩稳定性、力学性能及粘接性能会产生不同的影响。浸泡染色法和预成染色法都能使氧化锆陶瓷获得匹配的颜色，浸泡染色法比预成染色法更能获得好的半透明性。两种染色方法在一定程度上影响了氧化锆陶瓷的弯曲强度，但仍然可以满足临床需要。和预成染色一样，浸泡染色的氧化锆陶瓷具有良好的生物相容性，无细胞毒性。

本 章 小 结

数字化技术的出现，为口腔修复体的制作提供了一种新的操作方式。本章学习了口腔数字化系统的原理、组成、材料应用。在计算机辅助设计中，以解剖全冠设计、桥体设计、个性化基台设计为例讲解具体操作步骤。在计算机辅助制作中，阐述排版软件、切削加工、染色结晶等工艺。

习 题

一、单项选择题

1.以下选项不属于口腔三维扫描技术原理分类的是（　　）

A.接触式扫描 　　　　　　　　　　B.印模扫描

C.激光扫描 　　　　　　　　　　D.结构光扫描

E.影像扫描

2.模型修剪去除边缘多余图像，上下颌模型保留模型边缘下多少厘米较为合适（　　）

A.1cm 　　　　B.2cm 　　　　C.3cm 　　　　D.4cm 　　　　E.5cm

扫码"练一练"

3. 以下选项不属于扫描模型时流程的是（　　　）

A. 扫描时座完全复位　　　　　　　　　　B. 模型稳定固定在接口板上

C. 创建订单　　　　　　　　　　　　　　D. 描绘调整牙弓曲线

E. 扫描咬合关系

4. 桥体设计相较于解剖全冠设计多出的流程是（　　　）

A. 连接杆设计　　　　　　　　　　　　　B. 确定边缘线

C. 牙冠排列　　　　　　　　　　　　　　D. 调整咬合

E. 确定间隙剂厚度

5. 不属于计算机辅助设计流程步骤的是（　　　）

A. 创建订单　　　　　　　　　　　　　　B. 模型扫描

C. 设计修复体　　　　　　　　　　　　　D. 切削修复体

E. 个性化基台设计

6. 手动添加调整连接柱时应注意的错误操作是（　　　）

A. 连接柱不能太细，最小直径不应小于 1mm

B. 连接柱不能放置在牙冠边缘处，否则牙冠边缘与连接柱之间部分无法加工

C. 连接柱必须放在组织面上

D. 修复体的轴面与连接柱相互垂直

E. 全冠的连接柱不能放在近远中，以保证近远中与邻接牙的接触关系

7. 有关切削工具说法错误的是（　　　）

A. 粗加工时需用大直径铣刀，提高效率

B. 精加工时，需用小直径铣刀

C. 完整的切削过程是先用大直径铣刀切削，再用小直径铣刀完成加工

D. 数控机床一般配套有刀具或刀座，储备多把不同型号的备选刀具

E. 刀具有一定的寿命，切削一定数量的修复体后要更换刀具以保证加工质量

8. 关于染色结晶步骤的叙述正确的是（　　　）

A. 染色液用完不能倒回原液中。

B. 解剖形态全冠，建议浸泡 90s，干燥 5min

C. 加工好的修复体无需用毛刷清理干净

D. 结晶炉经高温 1600℃烧结

E. 染色容器不必保持清洁

9. 关于氧化锆结晶前浸泡法的叙述正确的是（　　　）

A. 牙冠厚度大于 3mm 的，建议用深一号染色液浸泡

B. 染色液需单独放置储存，冷藏的染色液可直接拿出使用

C. 多颗牙冠，一同浸泡时，注意冠与冠之间不可叠加放置

D. 浸泡过程中无需移动牙冠，以便染色液更好地渗入

E. 浸泡时间长短对牙冠颜色影响不大

二、多项选择题

1. 计算机辅助制作技术按原理分为（　　　）

A. 计算机切削技术　　　　　　　　　　　B. 三维打印技术

C.计算机辅助工艺过程设计　　　　　D.计算机辅助翻译

E.计算机辅助设计修复体

2.根据被加工修复体的哪些性质（ABC）选择正确的加工材料

A.形状大小　　　　　　　　　　　B.颜色

C.通透度　　　　　　　　　　　　D.咬合接触

E.共同就位道

三、思考题

简述口腔数字化系统组成。

（曹　佳）

第十二章

三维打印技术在口腔修体制作中的应用

学习目标

1. **掌握** 树脂三维打印原理及工艺流程。
2. **熟悉** 种植导板的设计和制作。
3. **了解** 三维打印的设备。

技能目标

能够严格按照三维打印的操作流程操作，熟练完成种植导板的制作。

人文目标

具有积极进取、努力钻研的学习精神，以及良好的团结协作精神。

普通打印机可以打印电脑设计的平面物品，三维打印机与普通打印机工作原理基本相同，只是打印材料不同，普通打印机的打印材料是墨水和纸张，而三维打印机内装有金属、陶瓷、塑料、砂等不同的"打印材料"，是实实在在的原材料，打印机与电脑连接后，通过电脑控制可以把"打印材料"一层层叠加起来，最终把计算机上的蓝图变成实物。通俗地说，三维打印机是可以"打印"出真实的三维物体的一种设备，如打印机器人、打印玩具车、打印各种模型，甚至是食物等。之所以通俗地称其为"打印机"，是因为它参照了普通打印机的技术原理，分层加工的过程与喷墨打印也十分相似。这项打印技术被称为三维打印技术。

三维打印常用材料有：尼龙玻纤、聚乳酸、ABS树脂、耐用性尼龙材料、石膏材料、铝材料、钛合金、不锈钢、镀银、镀金、橡胶类材料。

第一节　树脂三维打印

市场上，树脂三维打印机的品牌和种类较多，其打印原理包括：立体光固化技术（stereo lithography apparatus，SLA）、数字光处理固化技术（digital light processing，DLP）、熔融沉积制造技术（fused deposition modeling，FDM）、聚合物喷射技术（PolyJet）等。这类打印机的主要应用包括：基底冠桥蜡型、修复工作模型及代型、临时修复体种植导板、牙周夹板、正畸诊断模型、树脂殆垫、正畸托槽粘接导板等制作，应用较广泛。典

扫码"学一学"

型设备有Objet（以色列）、Envisiontec（德国）、3D system（美国）、大族激光（中国台湾）、灵通（中国）等。

下面以制作修复工作模型为例，介绍 Objet 树脂三维打印机的工艺流程。

一、数据排版

1. 导入模型数据

打开 Objet 打印机配套的 Objet Studio 排版工艺软件，将设计好的 STL 格式模型数据导入进行编辑。可同时导入一次打印所需的多个数据进行排版（图 12-1，图 12-2）。

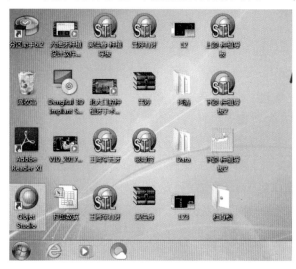

图 12-1　打开软件

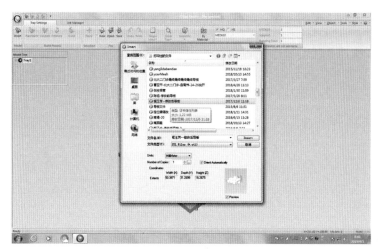

图 12-2　导入数据

2. 模型排版

可使用软件的自动排版功能将所有模型自动排列到虚拟成形托盘上（图 12-3）。

排列过程的注意事项如下。

（1）模型排列应尽量集中，以缩短打印喷头的移动路径，提高打印效率。

（2）模型不能超出成形托盘边界，如果超出边界，将以红色提示位置错误。

（3）在多视角视图下观察模型摆放形态，模型底部尽量放平，以降低打印高度，节约打印时间。

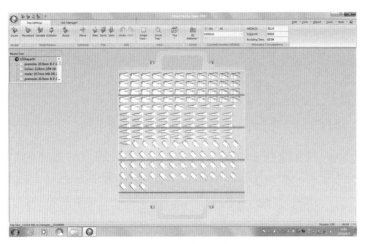

图 12-3　模型排版

3. 设置打印表面光洁度

Objet 打印机装载有模型和支撑材料。模型材料用于成形实物模型；支撑材料用于支撑模型底部和悬空部位，并填充模型空腔部位。通过设置支撑材料的包裹模式可控制打印模型的表面光洁度。软件提供了两种模式选择，可根据实际应用需要进行选择。

（1）光洁表面　支撑将包裹模型摆放角度下外形高点轮廓线以下的区域，轮廓线之上没有支撑的部分为高度光洁表面，轮廓线之下包裹支撑的部分为磨砂面效果。

（2）磨砂表面　支撑将包裹模型的全部表面，模型全表面为磨砂面效果。

4. 设置打印品质

根据打印精度和时间期限的具体条件，可选择高速（HS）或高质量（HQ）模式（图 12-4）。

5. 预估打印时间和材料消耗

为了解打印材料消耗情况以便评估打印成本，软件可根据设置完成的数据初步预估出模型材料消耗、支撑材料消耗以及打印所需要时间结果发送给打印机（图 12-5）。

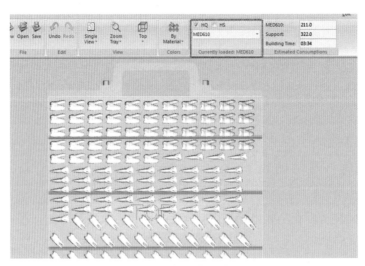

图 12-4　设置打印精度

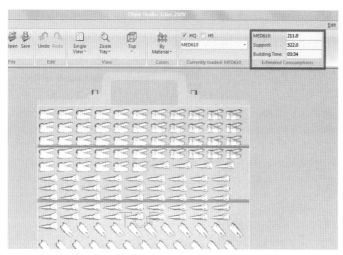

图 12-5　预估材料消耗和打印时间

6. 检查

全部设置完成后核对检查各个环节的设置，确保无误后选择开始打印，将排版结果发送给打印机。

二、模型打印

本例使用的 Objet Eden 260v 打印机，其工作原理是 PolyJet 技术。Objet 打印机的自动化程度较高，操作比较简便，可在软件中监控整个打印过程。PolyJet 技术的原理是：打印设备的打印喷头具有一组密集排列的打印喷嘴，每层打印时，打印喷头沿 x 轴方向移动，同时在精密控制下令所有喷嘴协调运作，同步向成形托盘的相应轮廓位置射出一层大约 0.016mm 的超薄光敏树脂。喷头架上的紫外线灯在树脂喷射的同时发射相应波长的紫外线层后光，快速固化前层的光敏树脂，这种同步固化的方案大大提高了打印效率。每打印完成一层后，系统内的成形托盘将下降 0.016mm（一层），反复进行，直到模型打印完成。

模型打印的具体操作步骤如下。

1. 打印开始前检查成形托盘的复位情况，确保托盘清洁无残余的打印材料或异物（图12-6）。

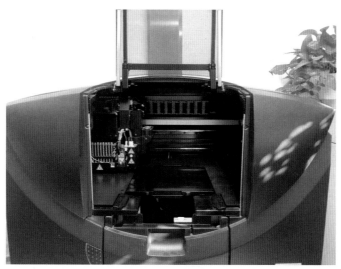

图 12-6　检查设备

2.打开储料仓，检查模型材料和支撑材料就位，通过软件中的剩余材料评估功能检测储料仓中的材料盒中是否有足够材料剩余（图 12-7、图 12-8）。

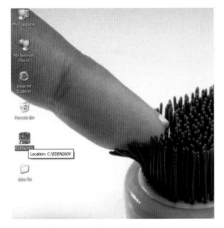

图 12-7　打开软件

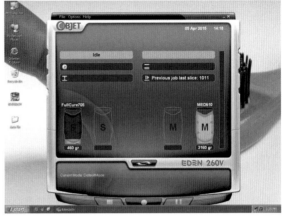

图 12-8　检查材料的剩余

3.建议每次打印前进行喷嘴的检测和喷头清洁操作，喷嘴检测可及时发现堵塞的喷嘴，通过进行喷头清洁可在一定程度上疏通堵塞的喷嘴，确保最终打印质量（图 12-9 ～图 12-12）。

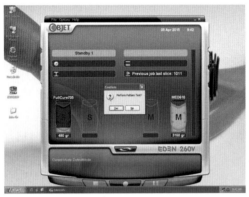

图 12-9　喷头清洁

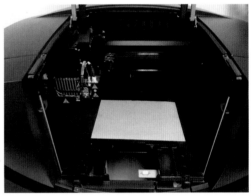

图 12-10　用彩纸进行喷头检查

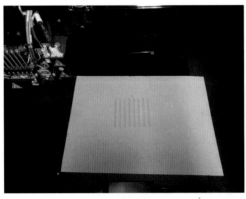

图 12-11　喷嘴检测

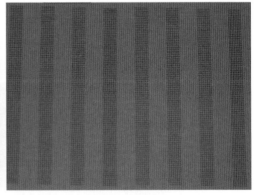

图 12-12　检查喷嘴是否畅通

4.点击开始按钮，打印机开始预热，静待喷头升温至工作温度，打印机自动开始打印工作。如果打印过程中出现升温差异过大或单侧不升温，立及时检查并调整（图 12-13）。

（5）打印完成后，使用平铲子将模型和支撑铲下，成形托盘表面用无水乙醇清洁干净以备下次打印用（图 12-14）。

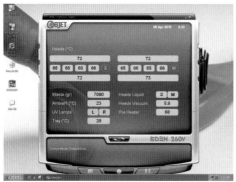

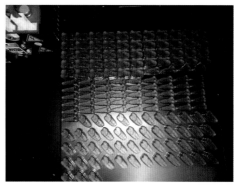

图 12-13 打印机预热喷嘴检测　　　　　　　图 12-14 打印完成

三、树脂支撑处理

Objet 打印机的支撑材料为水溶性材料，可通过清水清洗（辅助高压水枪）与主体模型大致分离，之后将模型浸泡在专用清洗液中浸泡去除残余支撑材料，最终完成模型后处理，树脂三维打印机需要进行定期校准保养，打印对喷头、管道、废液池等进行清理并检查（图 12-15）。

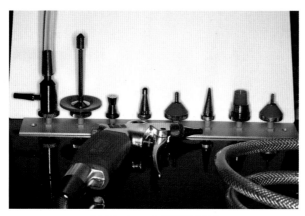

图 12-15 支撑清洗设备

 知识拓展

陶瓷 3D 打印技术

与树脂材料的 3D 打印技术相比，陶瓷 3D 打印技术起步较晚，发展较慢，但因其具有巨大发展潜力而备受关注。陶瓷 3D 打印包括配制陶瓷浆料、绘制三维模型并切片、3D 打印成形、烧结等工艺过程。利用 3D 打印技术研究的陶瓷材料包括氧化锆、氧化铝、磷酸三钙、碳化硅、碳硅化钛、陶瓷前驱体等，其成形方法主要为：喷墨打印技术 (Ink-jet printing, IJP)、三维打印成 (Three Dimensional Printing, 3DP)、熔化沉积成形技术 (Fused depositionof ceramics, FDC)、直写自由成形技术 (DirectInk Writing, DIW)、激光选区烧结/熔融 (SelectiveLaser Sintering/Melting, SLS/SLM)、光固化快速成形技术 (Stereo Lithography Appearance, SLA)、叠层实体制造 (Laminated ObjectManufacturing, LOM)。

第二节　种植导板设计

精准、微创种植是口腔种植外科的发展方向，以修复为导向的种植理念已被广泛应用于口腔临床。综合应用计算机体层扫描技术、口内三维扫描技术和模型三维扫描技术，可在数字化种植设计软件中完成以修复为导向的种植体植入方案设计，并可将设计方案转换成指导临床手术操作的种植导板，再通过三维打印技术制作导板，实现数字化技术辅助下的种植手术操作。其中，起到至关重要作用的种植导板是一种个性化口腔辅助治疗装置，它可以将术前虚拟设计的种植体植入位置精准转移到患者口内。种植导板在结构上一般具备以下特征。

（1）组织面与患者口腔解剖结构相吻合。

（2）具有指导钻针实际钻孔方向和深度的导向孔（可置入金属套环）。

（3）可有冷却窗口、固位钉孔、方向槽等结构。

种植导板需要借助数字化种植软件进行设计，再通过三维打印技术制作。目前国际上比较知名的种植设计软件包括：Nobel Guide（瑞典）、Simplant（比利时）、Guidemia（美国、中国杭州）和彩立方（中国天津）等。本节将以软件为例，简要介绍种植导板的数字化设计工艺流程。

一、牙支持式种植导板

对于牙齿缺失数目不多，余留基牙稳固且能够维持稳定咬合关系的情况下，选择使用牙支持式种植导板。其设计工艺流程如下。

1. 导入数据

（1）拍摄口腔 CBCT 数据　CBCT 重建容积大小为直径 16cm、高度 13cm，体分辨率 0.25mm，获取时间 14.7s。拍摄时可让患者双侧前磨牙区域咬合消毒棉球，使其于开始状态下，以便后期处理数据时可分离上、下颌牙列。输出高精度的 DICOM 格式影断层文件（一般为一组命名有序排列、扩展名为 DCM 的文件）。

（2）扫描牙颌模型数据　按工作模型的标准制取精确的上、下颌石膏模型，扫描工作模型并输出 STL 格式数字模型文件。此步骤也可采用口腔扫描的方式，同样需要输出 STL 格式。

（3）导入数据　将患者 CBCT 扫描数据和牙列扫描数据导入设计软件，软件界面如图。软件窗口分为 4 个视图区域：轴向视图、矢状视图、冠状视图、3D 重建视图（图 12-16）。

2. 骨、牙模型配准

调整 CT 阈值，对 CBCT 数据进行阈值分割操作，提取并重建出种植侧颌骨三维模型。在颌骨模型的余留基牙牙尖上和对应侧牙列扫描数据的基牙牙尖上选取对应的若干点对（至少 3 组），基于颌骨模型和扫描牙列模型共同的牙列形态数据进行整体配准，必要时可描记下颌神经管，还可进行虚拟软组织显示（图 12-17）。

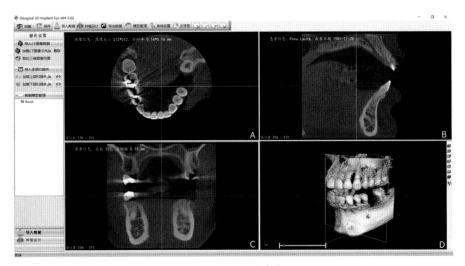

图 12-16　导入数据

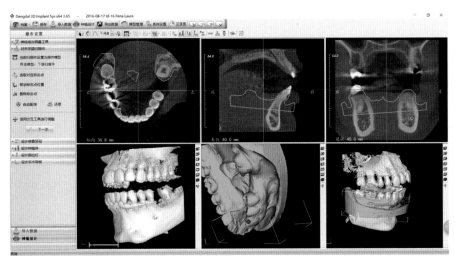

图 12-17　骨、牙模型配准

3. 预期修复体设计

在种植区虚拟设计预期修复体形态，用来指导和规划种植体的植入位置和角度，真正实现修复引导种植的设计理念（图 12-18）。

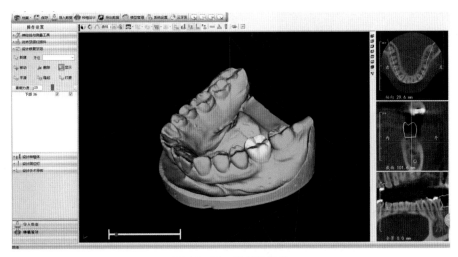

图 12-18　修复体设计

此时可利用软件丰富的二维和三维测量功能，测量分析种植区域的骨量硬组织结构。调用软件种植体数据库中的种植体模型，选择临床希望植入的种植体型号（明确品牌型号、尺寸信息），将虚拟的种植体模型植入数字模型的颌骨中（图 12-19）。虚拟植入的位置深度和角度需要综合分析预期修复体信息、邻牙关系、基台角度、距离神经管的安全距离等因素。

4. 种植导板形态设计

完成种植体虚拟植入操作后，在扫描牙列模型的相邻区域选择种植导板需要覆盖的组织范围，支持区域的选择一般覆盖 2 ~ 3 颗邻牙，必要时为维持导板的固位和稳定，支持区域的范围需要覆盖至牙弓对侧。选定支持区域的范围后，点击"更新导板就位方向按钮"，软件会自动填充倒凹并生成种植导板数字模型，可保存输出为 STL 格式的数据。该数据可用于后续 3D 打印制造（图 12-20，图 12-21）。

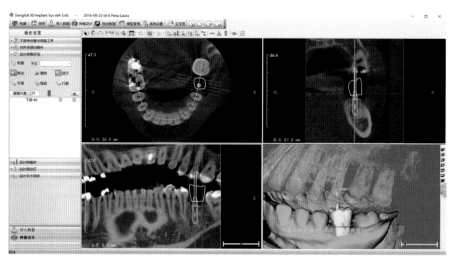

图 12-19　虚拟的种植体模型植入数字模型

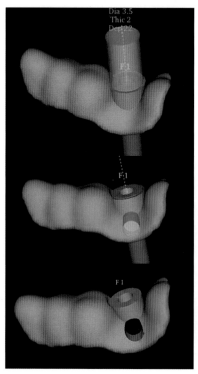

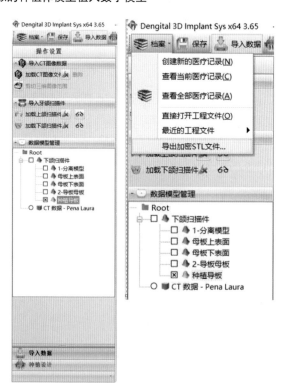

图 12-20　种植导板形态　　　　　　　　图 12-21　输出 STL 格式

二、黏膜及混合支持式种植导板

对于牙列缺失或大部分牙齿缺失的患者，其余留基牙数目少且无法维持稳定的咬合关系；亦或患者口腔内有大量金属烤瓷冠。上述情况都应先制作放射导板，再进行"双次CT扫描"，制作黏膜及混合支持式种植导板。

其设计工艺流程如下。

1. 制作放射导板

一个正确设计和精心制作的放射导板，对种植导板的制作至关重要。放射导板是指组织面能够吻合患者牙齿和（或）软组织，磨光面为预期的义齿修复形态，且具有放射显影标记点的义齿样模板。

制作步骤如下。

（1）制取上、下颌石膏模型和颌位关系记录　上𬌗架、排牙临床试验，验证颌位关系、咬合、人工牙大小以及唇颊丰满度后，进行装胶，制作临时义齿。

①牙齿尺寸、形状和长度要适当，咬合和垂直尺寸正确。

②无金属部件的普通胶连义齿，厚度 2.5～3mm。

③基托部分有足够的长度，以便放置放射显影标记和手术导板固位钉。

④与黏膜高度吻合。

⑤无高密度支撑材料。

⑥无硫酸钡一类的显影材料。

（2）放置显影标记

①用钻头在基托上制作半球形小坑，填充牙胶材料。

②标记数量为 6～8 个，一半位于唇侧，一半位于舌侧。

③标记分布于不同平面，需位于牙齿牙龈平面以下。

（3）制作口内咬合记录　用非显影硬质咬合记录材料制作覆盖全牙弓范围的咬合记录，如果对颌有牙齿缺失，用材料填充。口内咬合记录用于引导种植导板精确就位于患者口腔内。

2. 双次 CT 扫描

（1）让患者试戴导板和口内咬合记录，咬紧放射导板和咬合记录，使之准确且牢固就位，要求左右侧咬合力均匀，用鼻呼吸保持稳定，完成双次CBCT 扫描。

（2）单独对放射导板拍摄 CBCT。

（3）在软件中导入患者配戴放射导板的 CBCT 数据和单独扫描的放射导板 CBCT 数据。

3. 放射导板与颌骨模型配准

基于 CT 阈值，对 CBCT 数据进行阈值分割和重建，分别获得患者颌骨三维模型和放射导板三维模型。两个数据上的牙胶阻射点清晰可见（图 12-22，图 12-23）。

根据两模型上阻射点的分布和位置选择对应的点对关系，对颌骨模型和放射导板模型进行配准

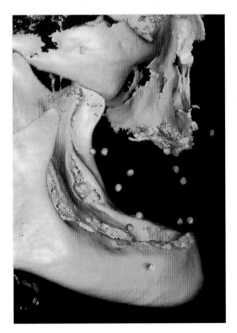

图 12-22　颌骨三维模型

（图 12-24）。

4.种植导板形态设计

根据放射导板所包含的种植修复信息，在软件中进行种植体植入方案设计和模拟，充分考虑修复要求来确定种植体的位置和角度，从而获得最佳的咀嚼功能和美学效果（图 12-25，图 12-26）。

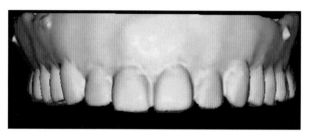

图 12-23　放射导板三维模型

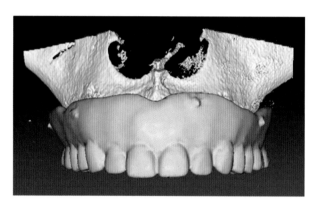

图 12-24　颌骨模型和放射导板模型进行配准

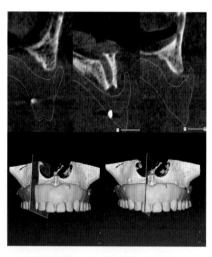　　　　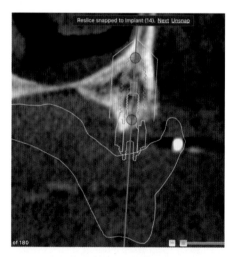

图 12-25　种植修复信息　　　　图 12-26　种植体植入方案设计和模拟

完成种植方案设计，软件会根据放射导板数据自动生成种植导板模型，可保存输出为 STL 格式的数据。该数据可用于后续 3D 打印制造（图 12-27）。

导板制作完成后，可根据需要在导向孔内放置金属套环，并使用配套的种植工具完成临床植入操作（图 12-28，图 12-29）。

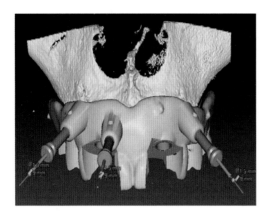
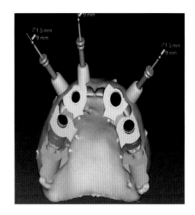

图 12-27 生成导板

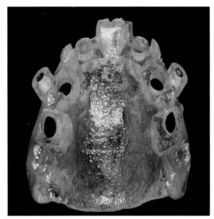
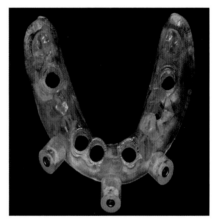

图 12-28 导板打印完成

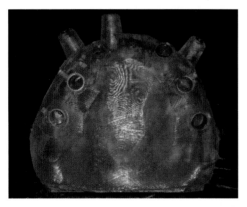
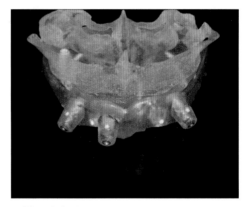

图 12-29 检查导板与模型密合性

　　精准种植的基础是精确的数据影像资料、数字石膏模型或口内扫描数据、种植导板设计及制作，并且导板在口腔中的精确就位至关重要。大多数情况，种植误差主要来自于导板在口腔里就位后的位置误差（与电脑设计位置的差异），牙支持式导板比黏膜支持式导板的就位精确高。分析原因，CBCT 精度、牙模扫描精度以及软件的设计精度都是相对稳定可靠的，系统精度主要受导板就位、操作误差、配套器械等因素的影响，建议应用种植导板技术时对骨量有一定的宽容度。

本章小结

本章在学习了计算机辅助设计与制作技术的基础上，以模型打印为例介绍了三维树脂打印技术的工艺流程、种植导板的设计与制作步骤。

扫码"练一练"

习 题

一、单项选择题

1. 三维打印技术属于下列哪种制造技术的范畴（　　　）

A. 减材制造　　　　　　　　B. 等材制造

C. 增材制造　　　　　　　　D. 激光制造

E. 包埋铸造

2. 三维打印模型是什么格式（　　　）

A. RAD　　　　B. STL　　　　C. LED　　　　D. SAL　　　　E. DLP

3. 树脂三维打印技术成型件的后处理过程中最关键的步骤是（　　　）

A. 涂覆成型件　　　　　　　B. 打磨成型件

C. 去除支撑部分　　　　　　D. 取出成型件

E. 数据排版

4. 目前树脂三维打印常用的支撑材料是（　　　）

A. 金属　　　　　　　　　　B. PLA

C. 粉末材料　　　　　　　　D. 水溶性材料

E. 自凝树脂

5. FDM 技术的成型原理是（　　　）

A. 叠层实体制造　　　　　　B. 熔融挤出成型

C. 立体光固化成型　　　　　D. 选择性激光烧结

E. 切削成型

二、思考题

树脂三维打印有哪些应用？

（曹　佳）

选择题参考答案

第一章

    1. A   2. E   3. A.   4. B   5. D

第二章

    1. E   2. B   3. E   4. C   5. E   6. E   7. B   8. D   9. D   10. A

    11. C   12. E   13. B   14. E   15. B   16. D   17. B   18. D   19. E   20. E

第三章

    1. D   2. D   3. D   4. C   5. C   6. D   7. D   8. D   9. D   10. C

    11. D   12. B   13. C   14. B   15. A

第四章

一、单项选择题

    1. C   2. E   3. E   4. A   5. C   6. A   7. B   8. C   9. E   10. D

    11. C   12. E   13. C   14. E   15. D   16. E   17. C   18. C   19. C   20. A

    21. D   22. A

二、多项选择题

    1. ABCD   2. ABCDE   3. ABCD   4. ABCDE   5. ABCD   6. ABCD

    7. ABCDE   8. ABCD   9. ABCDE   10. ABD   11. ABCD   12. ABC

    13. ABCDE   14. CE   15. ABCE   16. ABCDE   17. ABCDE   18. ABCDE

第五章

    1. C   2. A   3. A   4. D   5. C   6. B   7. C   8. D   9. C   10. A

第六章

    1. B   2. D   3. B   4. A   5. C   6. D   7. C   8. C   9. E   10. D

    11. E   12. E   13. E   14. C   15. C   16. C   17. E   18. B   19. A   20. C

第七章

    1. B   2. D   3. C   4. C   5. A

第八章

1. D　　2. B　　3. A　　4. E　　5. C　　6. A　　7. E　　8. C　　9. B　　10. D

第九章

1. D　　2. B　　3. C　　4. C　　5. A

第十章

1. C　　2. C　　3. B　　4. B　　5. D　　6. B　　7. C　　8. C　　9. C　　10. D

第十一章

一、单项选择题

1. B　　2. A　　3. C　　4. A　　5. D　　6. C　　7. C　　8. A　　9. C

二、多项选择题

1. AB　　2. ABC

第十二章

1. C　　2. B　　3. C　　4. D　　5. B

参考文献

[1] 朱坤，张晓东，武庆华，等，金属烤瓷冠桥修复115例疗效观察[J].中华全科医学，2011，9（5）：718-719

[2] Arone F，Russo S，Sorrentino R. From poreelain-fused-to-melal to zirconia: clinical and experimental considerations[J].Dent Mater，2011.27（1）：83-96

[3] 万炳.数码全瓷修复技术的现状及展望[J].国际口腔医学杂志，2011，38（5）：497-501

[4] Miyazaki T，Holta Y. CAD/CAM systems available for the fabri-cation of crown and bridge restorations[J]. Aust Dent J，2011，56（Supl1）：97-106

[5] Miyazaki T，Holta Y. Kunii J，et al. A review of dental CADCAM: current status and future perspectives from 20 years of experienee [J]. Dent Mater J，2009，28（1）：44-56

[6] 李晓萌，高平.牙科CAD/CAM系统的主要技术构成及研究现状[J].口腔颌面修复学杂志，2005，6（4）：299-301

[7] 张根香，口腔CAD / CAM标准数据库的建立方法[J].口腔医学研究，2011，27（6）：536-538

[8] Fasinder D. The CEREC system: 25 years of chairside CALAM dentistry [J]. J Am Dent Assee，2010，141（Suppl 2）